정아름다운 **글램** 다이어트

glam diet

정아름다운 **글램** 다이어트

정아름 지음

오픈하우스

contents

"나 다이어트 해, 나 다이어트 하잖아, 아, 다이어트 해야 하는데, 진짜 나 다이어트 할 거야." 사춘기 시절부터 지금까지 약 25년간 입에 달고 살던 말이 아닐까 싶습니다. 아…… 다이어트를 생각만 해도 가슴이 철렁합니다. 한 번은 다이어트를 하던 중에 곱창이 정말 먹고 싶었어요. 지금 당장 먹지 않으면 안 될 것 같다는 생각에 사로잡혀 오후 내내 도무지 일이 손에 잡히지 않았습니다. 그리하여 회사동료를 꼬드겨 퇴근 후 곱창집으로 돌진해 마구 먹기 시작했지요. 먹는 와중에도 저의 이성과 식욕은 끊임없이 싸웠습니다.

'안 돼, 그만 먹어. 멈추라고!'
'오늘까지만 먹어. 살 빼서 누구 보여줄 사람도 없잖아? 그냥 먹어.'

그러다 순간, 곱창을 열심히 집어 먹던 나무젓가락을 우지직 부러뜨려버렸습니다. 함께 맛있게 먹고 있었던 회사 동료의 당혹스럽고 황당해하던 눈빛이 아직도 생생하군요.

이렇게 저의 청춘 대부분은 반복된 다이어트와 비만, 외로움과 피곤함으로 꽤 많은 날이 점철되었습니다. 그리고 결혼하고 출산을 한 후에는 더 많은 살이 제 곁에 바싹 찾아와 고이고이 쌓여버렸습니다. 그 시간이 길어지니 '그래, 통통하면 좀 어때. 이대로 살자. 옷은 예쁘게 못 입어도 뭐, 나쁘지 않아.' 그렇게 스스로를 위안하며 현실에 안주하게 되었지요. 그런데 문제는 매우 격한 피곤함과 약간의 우울함이 슬금슬금 올라온다는 것이었습니다. 외모를 떠나 삶의 질이, 건강상태가 점점 나빠지고 있다는 것이 느껴졌습니다.

그때쯤, 라이프 스타일 디자이너 정아름 트레이너를 만났습니다. 현재 몸 상태와 식습관에 관해 이야기를 나누는데, 마치 족집게 도사를 만난 느낌이었다고나 할까요? 제 생활 방식에서 잘못된 식습관 패턴과 좋은 음식과 나쁜 음식을 어떻게 먹어야 하는지 짚어주는 그 통찰에 놀라 기가 막힐 정도였습니다. 저는 그녀의 이야기에 10분도 채 안 돼 빨려 들어갔습니다. 무엇보다도 예뻐지는 것이 목적이 아닌, 진정 삶에서 중요한 가치인 행복한 인생을 살기 위한 자기 관리와 건강 관리 차원의 다이어트를 소개해준다는 점이 너무나도 감동적이었습니다.

정아름 트레이너는 삶의 여러 영역과 관련되어 있는 다이어트의 진실을 알고 있는 여자입니다. 다이어트와 자기 관리, 다이어트와 자기 만족, 다이어트와 건강, 다이어트와 연애, 다이어트와 회춘. 그래서 그녀의 다이어트는 단순하지 않습니다. 그리고 무엇보다 과학적이며 논리적이고, 인체의 리듬에 충실하게 귀 기울이고 있습니다. 다이어트에 관한 한 그녀의 내공을 따라올 자가 과연 누가 있을까 생각이 듭니다.

다이어트는 결국 마음의 문제라고 생각합니다. 그런 의미에서 진정한 자신을 찾아 더 행복하고 질 높은 삶으로 끌어올리고 싶다는 진지한 고민을 하고 있는 여성에게 또 모든 이들에게 이 책을 추천하고 싶습니다.

마음보다 몸이 정직하다

prologue

전 '힐링(Healing)'이라는 단어를 그리 좋아하지 않아요. 몸과 마음의 치유라는 사전적인 뜻을 가진 단어이죠. 세상은 날이 갈수록 각박해지고, 현실은 아무리 애를 써도 쉬이 나아지지 않아서인지, 모두에게 힐링은 점점 더 절실해지고 있습니다. 저 역시 힐링에 관해 차분하고 고요하며 따뜻한 메시지를 전하는 현자들을 존경해 마지않으며, 책도 사 읽고 강연을 찾아 듣기도 해요. 하지만 그때마다 마음속에 한 가지 의문이 있었습니다. 그들이 전해주는 마음의 평화를 찾고, 잃어버린 자신감을 회복하며, 스스로를 사랑하기 위한 진정한 행복을 추구하는 삶에 대한 자세는 참 좋은데, 도대체 어떻게 내 안에 숨어있는 그런 감정들을 이끌어낼 수 있는

지가 항상 미지수였거든요. 정말 알고 싶은 'How to'에 대한 답은 모호하고 애매하기만 했습니다. 멈추면 보이고, 천천히 가야 하고, 비워내야 하고 또 용서해야 하고…….

읽고 들을 때는 그 순간 위로받는 것 같고, 나도 할 수 있을 것 같은 강한 자신감과 용기가 샘솟지만, 당장 현실과 마주했을 땐 다짐한 만큼 실행에 옮길 수 있는 것들은 그리 많지 않습니다. 멈 추고 싶어도 쉽게 멈춰지지가 않죠. 다른 이들은 모두 맹렬히 달 리고 있는 레이스에서 혼자 멈춘다면 도태되고 뒤쳐질 것이라는 불안감을 버릴 수가 없기 때문입니다. 터무니없죠. 이기기는 쉽지 않습니다. 직장을 관두고 6개월간 힐링 여행을 떠난다? 일단 먹 고살기도 빠듯하니 그 정도 여행을 떠날 돈도 충분하지 않습니다. 각종 대출, 매달 지출되는 경비, 결혼자금, 노후자금 등등 머리가 아픕니다. 설령 어찌어찌해서 간다 해도 돌아왔을 때 바로 체감할 수 있는 것은 비어 있는 통장 잔고와 다시 살기 위한 돌파구를 찾 아야 하는 무서운 현실일 뿐일 거라는 막연한 두려움을 이기기가 쉽지 않았습니다.

아직까지도 잘 만든 미드로 사랑받는 〈섹스 앤 더 시티〉의 한 에피소드를 꺼내어봅니다. 연애를 못하는 싱글녀 탈출을 위한 커 뮤니티에 강연 의뢰를 받은 주인공 캐리. 강단 위에 선 그녀에게 관중석에 앉은 여성들은 '나도 빨리 연애하고 싶어, 하게 해줘!'

라는 눈빛으로 레이저를 발사하죠. 잘나가는 섹스칼럼니스트이자 스스로 연애의 달인이라고 생각했던 그녀는 진땀을 흘리며 이론적 강연을 늘어놓지만, 반응은 시들했습니다. 그리고 누군가 손을 번쩍 들고 질문해요.

"아니, 다 좋은데 대체 어떻게 해야 연애를 할 수 있느냔 말이에요?"

무언가 결심한 캐리, 일장연설을 중단하고 청중들에게 외칩니다.

"연애를 하고 싶으면 이렇게 앉아 있어서는 불가능해요. 일단 일어서요!"

그리고 그녀들을 술집으로 데려가 남자들을 직접 보며 작전을 짜고 말을 걸고 접근해보며 그렇게 직접적인 만남을 만들어줍니다. 결과 따윈 상관없이, 어설프거나 말거나 일단 남자들과 눈을 마주치고 두근대는 가슴을 느끼며 대화를 주고받은 여성들은 강연장에 앉아서 좋은 여자 친구가 되는 법을 필기하며 듣던 때와는 비교할 수 없이 강력한 것들을 배우고 느끼게 되죠.

어느 것 하나 불확실한 현실에서 몸은 가장 직접적이고 강력한 메시지를 선사하며, 그를 통해 스스로 자신감, 자존감을 찾아줍니다. 몸이 건강해지고 에너지가 생기면, 재미없고 피곤한 인생도 조금은 더 즐겁고 행복해질 수 있어요. 사람에 따라, 상황에 따라, 라이프스타일에 따라 그 방법이 다이어트가 될 수도 있고, 건강하게 먹는 습관을 가지는 것, 운동이나 스포츠를 즐기는 것이 될 수도 있지만, 한 가지 분명한 사실은 그렇게 몸이 바뀌면 인생을 바라보는 시선도 달라진다는 사실입니다.

몸은 제가 아는 한, 확실한 피드백을 주는 가장 정직하고 행복하고 섹시한 힐링입니다. 이 책의 마지막 장을 덮었을 때 당신이 그토록 찾아 헤매던 다이어트와 건강, 아름다움에 대한 답을 찾기를 진심으로 바랍니다.

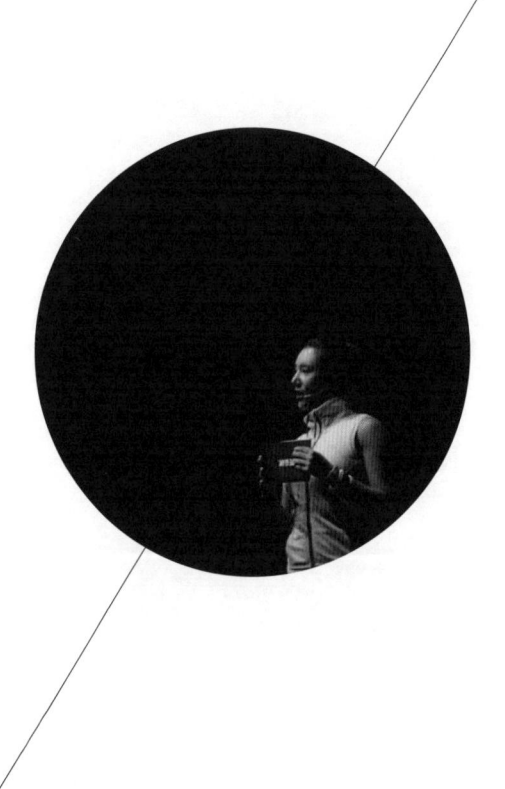

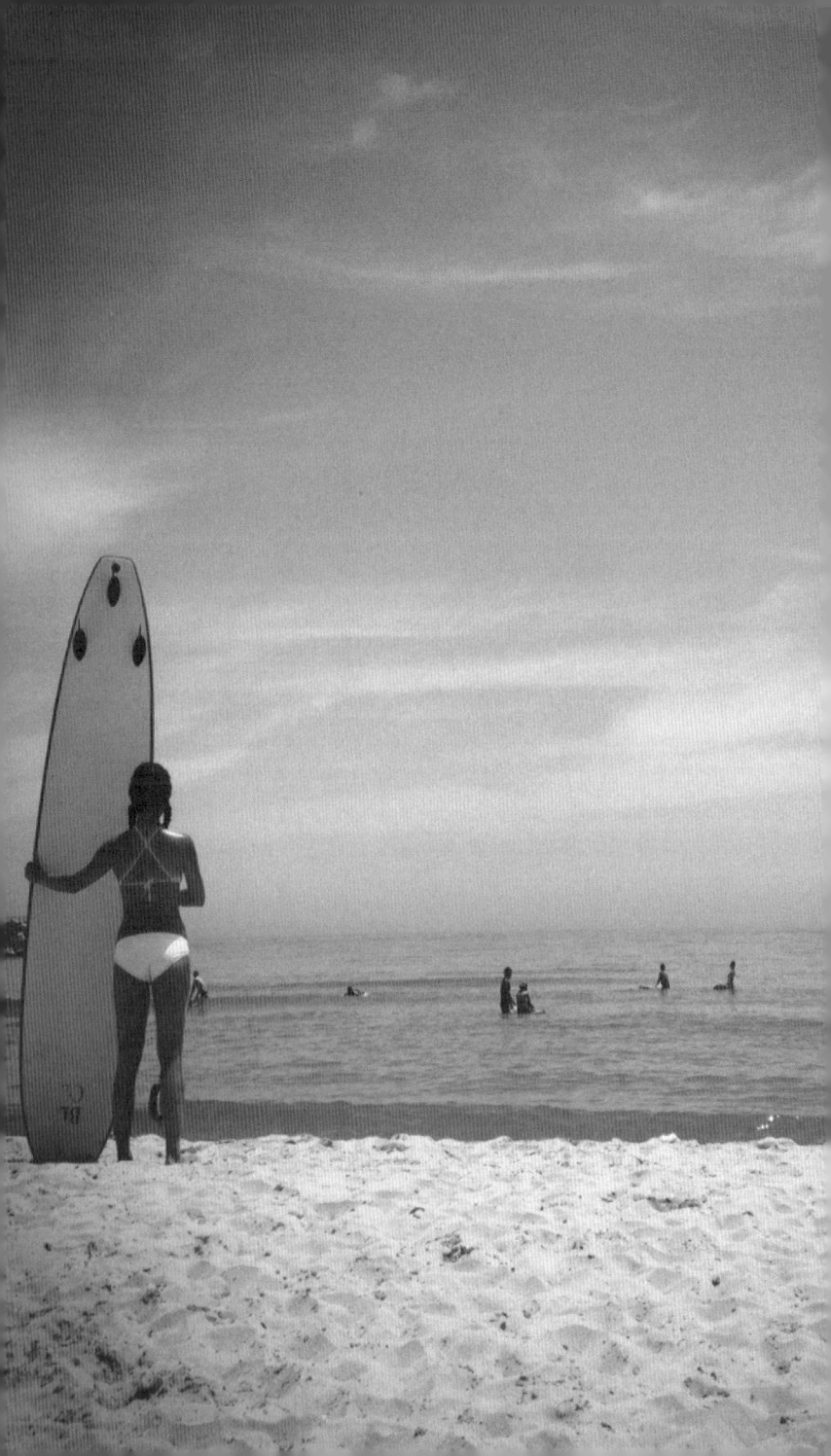

01 과연 우리는 할 수 있을까

늘 비슷한 신년 다이어트

새해 첫날, 이제 본격적인 다이어트를 시작해야 되겠다고 마음먹는다. 이대로 방치했다간 얼마나 더 찔지 모를 불안감이 엄습해온다. 다이어트를 시작하려고 하니, 대체 어떻게 먹어야 할지, 어떻게 운동해야 할지 도통 감이 잡히지 않아서 친구와 지인들의 의견을 모으기 시작한다. '카더라 통신'에 의해 효과를 보았다는 다이어트 법을 전수받거나 열심히 인터넷 검색도 해보고, 모 연예인이 했다던 식단에 혹해 무작정 따라 하거나, 홈쇼핑을 보다가 뭐에 홀린 듯 다이어트 식품을 주문하기도 한다. 일주일간 반복하면 10킬로그램이 줄어든다는 마법 같은 운동법들도 찾아서 따라 해보지만, 1분도 채

지나지 않아 숨이 턱까지 차오르고 너무 힘들다. 아무래도 운동은 특정한 공간에 가서 해야 잘 될 것만 같아 집 근처 헬스장에 등록하러 갔더니, 트레이너는 PT를 받아야 한다며 나를 강하게 유혹한다. 울며 겨자 먹기로 큰돈 투자해서 전문적으로 관리를 받았는데, 이게 생각보다 너무 변화가 느리다. 운동을 하는 동안에도 다른 방법을 찾아야 한다는 생각에 사로잡혀 일주일 내내 고민하다가, 아무래도 먹는 것으로 빼는 것이 제일인 것 같아 인터넷을 다시 뒤진다. 마녀 수프를 끓이거나 레몬 물에 고춧가루를 타서 벌컥벌컥 마시기 시작했지만, 아, 좀비가 된 기분이다. 도저히 인간이 먹을 수 있는 음식이 아니다. 역시 운동이 답인가 싶어 다시 신발 끈을 고쳐 매고, 이번에는 요가를 끊었다. 몇 번 수업을 들었는데, 나랑 잘 맞고 좋다. 근데 하필이면 요가 가야 할 시간에 회식이 자꾸 잡힌다. 그렇게 몇 번 빠지고 나니 한 달 더 등록한다는 것은 굉장한 낭비라는 결론이 났다. 누가 그랬지? 필라테스가 좋다고. 이번엔 필라테스로 바꿔 보았다. 몸이 예뻐질 것 같은 긍정적인 느낌이다. 그러나 수업료가 너무 비싸다. 이러다간 파산할지도 몰라 관두고, 배운 동작들을 집에서 따라 해보기로 마음먹는다. 그러나 그 다짐은 현실화시키기가 너무 힘들다. 녹초가 되어 집에 돌아오면 침대가 나를 애타게 불러, 그 간청을 무시하기가 어렵다. 하루 이틀 운동을 미루자, 다시 할 엄두가 나지 않는다. 이 찰나, 간헐적 단식과 1일 1식 열풍이 불었다. 바로 이것이 나를 구원해줄 신의 계시로구나. 하루에 한 끼만 먹기에 도전한다. 다이어트와 운동의 의지를 불태웠던 때가 엊그제 같은데,

벌써 12월, 연말이 되었다. 약속과 망년회 스케줄이 빡빡하게 잡혔다. 결국 12월의 끝자락에서 연초보다 살이 더 쪄 있는 나 자신을 발견한다. 깊은 절망과 함께 다시 1월 1일부터 시작하리라고 입술을 꽉 깨문다.

이 지루하고도 지긋지긋한 시놉시스, 혹시 당신의 이야기는 아닌가? 다이어트와 운동, 몸 만들기와 건강 관리를 하고 싶어 하는 많은 이들은 안타깝게도 약속이라도 한 듯 비슷한 패턴으로 한 해를 보내는 경우가 많은 듯하다. 굳은 다짐을 해보지만, 대체 어디에서부터 시작해야 할지 모르거나 정석의 방법은 피하고 싶어 꼼수를 찾거나 미루고, 행동으로 옮기지 못하는 경우가 허다하다. 미디어는 하루가 멀다 하고 다이어트가 간절하지만 나약하고 두려움에 가득한 대중들에게 뜬구름 잡기 식 정보들을 내놓아 오히려 더 헷갈리게 한다. 그렇다면 우리는 과연, 어떻게 다이어트를 해야 할까?

연예인의 몸매가 가능하긴 한 걸까?

인생 피곤하게 산다고 혀를 차도 어쩔 수 없다. 내게는 몸을 관리하는 것이 현실이자 직업이다. 때로는 괴롭고 싫어도 해야만 하고, 끝없이 노력해야 하며, 늘 더 나은 방법은 없을까 고민해야 한다. 나는 24시간을 몸에만 투자한대도 비난받지 않으며 일반인들보다는 몸 관리나 운동을 더 잘할 수 있는 환경에 있다. 그래서 노력한 만큼 돌려주는 정직한 몸의 특성상 내 또래 평범한 여성들이나 주부들보다는 그나마 조금 나은 몸매를 가질 수 있었다. 아이를 키우고 하루가 바쁘게 집안일하느라 헬스장은커녕 운동할 엄두도 내지 못하고, 다이어트 좀 해보려고 했더니 야근이다, 회식이다 소집되는 불운한 현실과 싸우고 있는 이들에게 희망을 주지 못해 미안하다.

사실 나는 이런 이유 때문에 어느 순간부터 심각한 딜레마에 빠져들었다. 아무리 머리를 굴려보아도 일반인들이 일상생활을 무리 없이 지속하면서 어느 날 갑자기 갈라진 복근과 함께 연예인 화보에서나 볼 법한 드라마틱한 몸매를 만들기란 현실적으로 불가능했다. 나조차도 사람들을 만나고 이 일 저 일 혼자 다 소화해내려면, 잘 시간도 모자라 다이어트하고 운동하기가 버거울 때가 부지기수다. 그런데 평범한 사람들이 TV나 인터넷 신문기사들을 통해 보는 예쁘고 날씬한 '공인'들처럼 살을 빼 몸을 만들고, 나이 들어 보이지 않기 위해 미모 관리에 하루를 온전히 투자할 수 있느냐 말이다. 즉, 내가 멋지게 나이 들기와 행복하고 건강해지는 방법을 제시하려 드는 것도 일종의 꼼수다. 나도 평생 피곤하게 몸을 고문하면서 살고 싶지 않기에 다함께 잘 먹고 잘살고자 하는 방법을 나누고 싶다.

30대에 접어들고 보니 4-50대가 되어서도 20대 젊은 친구들에게 치이지 않기 위해 몸매 관리에만 혈안이 되어 살 자신이 없다. 더 나이가 든다면, 그때는 사랑하는 인생의 동반자와 소소한 일상을 즐기기에도 너무 바쁠 것 같다. 자연스럽게 나이가 들어가는 것처럼, 몸도 그에 맞게 아름다워지는 방법을 찾아 제시할 순 없을까? 비키니를 입고도 '뜨아' 하고 눈이 튀어나오게 만드는 핫바디는 처음부터 힘들더라도 건강하면서도 가볍고, 평범하지만 아름다운 그런 몸이 되는 길을 말이다. 당장 엄청난 임팩트가 있는 식스팩이 새겨진 몸을 원한다면, 하루를 꼬박 몸 만들기와 다이어트에 투자해도 될까 말까지만, 자연스럽게 한 살 한 살 내 나이에 맞는 매력과 아름다움 그리고 건강을 갖추는 정도는 약간의 부지런함과 꼼수, 꾸준한 노력, 마인드컨트롤만으로도 일상을 망치지 않고 100% 가능하다. 이러한 마음가짐은 자신의 다이어트와 운동, 타인에게 전하는 모든 것에 영향을 미친다.

이러한 측면에서 제인 버킨은 다이어트와 몸에 대한 바른 철학을 지향하는 대표적인 롤모델 중 한 명이 될 수 있다. 프랑스의 배우이자 모델, 가수로 프렌치 시크의 대표 아이콘인 그녀는 1946년생이다. 우리 엄마보다 11살이나 많은 할머니 격이지만, 그럼에도 제인 버킨은 매우 섹시하다. 왜 '제인 버킨'이라는 이름 자체가 고유명사가 되었는지 절로 고개가 끄덕여진다. 젊은 시절에 묘하고 거침없었으며, 자유롭게 아름다웠던 모습이 지금은 편안하고 한없이 자연스러울 뿐 아니라 보기만 해도 기분이 좋아지는 따뜻함으로 바뀌었다. 한 인터뷰에서 그녀는 자신만의 스타일이 첫 번째 아이를 임신했을 때 시작되었다고 했다. 그 멋진 스타일이 유부녀가 된 후에 시작되었다고? 이렇게 쿨한 마인드는 그녀의 딸들에게 영향을 미쳤다. 첫 번째 결혼으로 얻은 딸, 케이트 베리는 유명한 사진작가가 되었고, 삶과 음악의 동반자였던 세르쥬 갱스부르크와의 두 번째 결혼을 통해서는 샤를로뜨 갱스부르가 태어났는데, 그 아이도 어머니처럼 프렌치 시크를 대변하는 아이콘이 되었다. 영화감독 자크 두아용과의 세 번째 결혼을 통해서는 루 두아용을 얻었는데, 그녀 역시 샤를로뜨와는 또 다른 매력의 프렌치 시크 종결자로 통한다. 멋진 어머니와 또 멋진 딸들, 이것은 우연이 아니라고 나는 확신한다. 어머니가 가진 영혼의 색깔은 딸에게 지대한 영향을 미친다.

베리는 뛰어난 사진가다. 빛과 미장센을 만들어내는 감독이며, 언젠가 작품 하나를 만들어낼 것이라고 믿는다. 샤를로뜨는 나보다 훨씬 더 뛰어난 여배우이고, 그의 노래들은 몹시 다르다. 대담하면서도 연약하다. 난 그녀를 존중하고, 또한 대단한 팬이지만, 그건 내 영향력과는 무관한 것이다. 루는 미국의 시인, 도로시 파커처럼 강한 시를 쓴다. 독창적이고 진지한 목소리로 노래하는 것도 다르다. 난 그저 그들에게 용기를 불어넣어 주고, 스스로를 믿도록 만들어줬을 뿐이다. 엄마로서 자랑스럽다. 그리고 난 아버지와 나 사이에서 만들어진 그들의 아름다움에 아주 조금의 영향만 주었을 뿐이다. - 제인 버킨 인터뷰 중 나이불문, 여성이라면 누구나 탐내는 드림아이템 중 하나로 에르메스의 버킨백은 빠지지 않는다. 제인 버킨이 탄생시킨 이 백은 그 엄청난 가격만큼이나 유명하다. 나도 언젠가 수중에 돈이 아주 많이 생긴다면, 버킨백은 꼭 사고 싶다. 하지만 우리, 오늘은 한 번쯤 스스로에게 물어보자. 나 자신은 과연 버킨백만큼 스스로 그 이름과 존재만으로도 빛날 수 있는 명품으로 완성되어가고 있는지를. 건강한 몸과 영혼을 가진 명품형 인간이 아니라면, 제아무리 명품 버킨백을 든다 해도 그녀처럼 매력적인 뮤즈가 될 수는 없을 것이다. 나는 나이 50에 복근을 보여주며 비키니를 입은 섹시미로 승부하기보다는, 70살의 우아하면서도 멋스러운 아름다운 할머니가 되는 쪽으로 승부수를 띄우겠다.

"What's your choice?"

집착의 타깃을 바꾸자

자신을 사랑하고 아끼며, 당당하게 인생을 즐기기 위한 필수적인 요소는 자존감이다. 자존감의 유무에 따라서 인생의 행복과 사랑, 다이어트의 승패가 좌우된다. 그러나 이따금씩 자존감은 이상한 편견으로 휘둘리곤 한다. 여성들에게는 가슴이 그렇다. 가슴의 사이즈가 자존감과 아름다움으로 대변되는 경우가 많기 때문이다. 유독 우리나라 여성들은 자기 가슴에 자신감이 없고, 집착하는 경향이 강하다. 사람에 따라 다르지만, 평균적으로 서양 여성들에 비해 동양 여성들은 평균적으로 가슴 사이즈가 작은 편이고, 선천적으로 작은 가슴을 가진 여성들은 콤플렉스를 느낀다.

의학의 힘을 빌려서라도 가슴만 키울 수 있다면, 힙이야 좀 납작하면 어떠냐는 생각을 가진 이들도 많다. 주변을 살펴보라. 큰 가슴과 납작하고 볼품없는 엉덩이를 찾는 일이 어렵지 않을 것이다. 혹시 가슴에 대한 집착과 고민으로 우울해하고 있었다면, 이제는 관심의 초점을 옮겨보았으면 한다.

불행히도 여성의 가슴은 지방으로 이루어져 있다. 유전적인 요인도 강하다. 원한다고 스스로의 노력에 의해 쉽게 바꿀 수 있는 부위가 아니라는 것이다. 하지만 누가 큰 가슴이 아름답고 매력적이라고 정의 내렸단 말인가! 가슴의 사이즈와 매력의 정도는 비례하지 않는다. 무조건 크기만 한 가슴이 예쁜 것도 아니고, 매력적인 아름다움은 브래지어가 A컵이냐 D컵이냐에 따라 결정되지 않는다. 여차하면, 수술하면 된다. 기술은 점점 더 진화하고 있지 않은가. 다시 말해, 단순히 큰 가슴을 가지는 일은 이제 어렵지 않아졌다는 뜻이다.

그러나 가슴 사이즈에 구애받지 않는, 혹여 가슴은 작다 해도 극강의 섹시함을 내뿜는 여인이 될 수 있는 방법을 스스로 깨닫지 못하고 노력하지 않는다면, 힘들 수밖에 없다. 보면 볼수록 또 보고 싶은 센스쟁이, 계속 빠져드는 대화의 스킬, 햇살보다 환한 웃음, 발랄하고 사랑스러운 에너지 등등, 애써도 커질 수 없는 가슴 대신 내가 할 수 있는 자그마한 노력으로 나날이 발전 가능한 부위를 공략하는 것이 더 현명하다.

가슴에서 시선을 돌려, 대세는 이제 엉덩이다! 외국에서는 가슴보다는 오히려 탱탱하고 업된 엉덩이에 더 열광한다. 엉덩이는 우리 몸에서 가장 큰 근육으로 이루어져 있어서 꾸준히 노력해준다면 얼마든지 상태를 호전시킬 수 있다. 시간을 내어 공들였을 때 절대 배신하지 않는 부위다. 그런 반면에 무거운 근육인 만큼 중력의 영향을 쉽게 받아서 나이가 들수록 쉽게 처질 수 있다는 함정도 있으므로 늘 신경 쓰자. 특강이나 수업을 할 때 내가 자주 하는 말은, '엉덩이가 처지면 기분과 인생도 처진다!'이다. 우스갯소리인 것 같지만, 진심이다. 나이가 들수록 더욱 탄력 있고 관능적으로 변해가는 힙라인을 가진 뒤태의 소유자는 판타스틱 그 자체이다. 머리부터 발끝까지 흘러넘치는 매력적인 엉덩이가 있다면, 가슴 사이즈 따위는 눈에 들어올 겨를이 없다.

당신의 방식을 사랑하라

기준과 선정 방식은 미지수지만, 종종 세계에서 제일 아름다운 얼굴, 몸매를 가진 유명 배우들이 선정된다. 언젠가 세상에서 가장 아름다운 여성으로 기네스 팰트로가 뽑힌 적이 있었는데, 두 아이의 엄마이기도 한 그녀의 비결은 디톡스와 채식 위주의 비빔밥과 같은 한식이었다. 여기까지만 들으면 우리도 당장 몸에 독을 빼고, 한식 위주로 식단을 바꿔야 한다는 생각이 들 수도 있겠다. 하지만 가장 중요한 포인트는 인터뷰 기사 마지막에 자신이 아름다운 여성으로 선정된 것에 대한 소감이었다.

"저는 가족과 함께 있을 때 제 자신이 제일 아름답다고 느껴요."

이것이 우리가 기네스 팰트로식 다이어트에서 궁극적으로 배워야 할 점이다. 진정한 행복과 아름다운 포인트를 발견할 줄 아는 현명함이 자연스레 건강한 라이프스타일을 가져와 그녀를 세상에서 가장 아름다운 여성으로 뽑히게끔 해준 것이니까. 꾸준한 요가와 건강하고 담백한 식단 유지보다 강력한 것은, 자기 자신에 대한 애정과 가족에 대한 사랑 그리고 행복한 마인드였다.

그렇다고 해서 그녀의 방식이 베스트라고 말할 수는 없다. 모든 이가 자신만의 건강 관리법과 인생철학, 스타일을 지녔으므로 어떤 경우도 특정 인물의 노하우가 나에게도 적합하다고 보장할 수는 없는 것이다.

 어느 화창한 봄날, 옥상의 상추를 한 바구니 안고 함박웃음을 짓고 계시던 아버지와 마주쳤을 때도 나는 세상에 그 어떤 절대적인 다이어트와 관리법은 있을 수 없음을 느꼈다. 아버지는 2년 전 정년 퇴직하셨다. 30년간 눈이 오나 비가 오나 유지했던 공무원 생활에서 자유의 몸(?)이 된 후 더 건강하고 젊어지셨다. 줄어든 체중은 바람직하게도 중부지방 군살들이었다. 벨트 구멍을 두 개나 더 뚫었다며 자랑을 하셨더랬다. 아버지는 원래 체질상 날씬한 편이셨지만, 잦은 외식과 술 약속 등으로 배만 볼록하게 나와 있는 상태였는데, 6킬로 그램을 덜어내는 동안 단 한 번도 닭가슴살만 먹거나 웨이트트레이닝에 집착하지 않으셨다. 마음 같아서는 달라붙어서 섹시한 근육남으로 바꿔드리고도 싶었지만, 아버지는 덤벨이나 바벨, 정해진 식단 대신 자연스러운 친화를 택하셨다. 다이어트 식단이라고 해봤자 예전보다 술을 마시는 횟수와 외식하는 일을 줄이고, 집에서 드실 때는 담백한 단백질과 채소, 현미밥 위주의 식사를 하신 것이 전부였다. 가끔 밤에 엄마와 라면을 드심에도 아직까지 변화 없이 날씬한 몸을 유지하고 계신다. 밤에 야식을 맘껏 먹으면서도 날씬한 몸, 누구나 원하는 바가 아닌가.

 아버지의 운동 노하우도 거창하지 않다. 삼성동 집을 기준으로 웬만한 거리는 걸어 다니는 바지런함이 전부였다. 약속장소로 이동할 때도 한두 시간은 먼저 나가 많이 걷는 방법으로 꾸준히 걷기 운동을 하셨다. 그리고 집에서도 몸을 좀처럼 가만히 두질 않으신다. 설거지나 청소는 물론이고 옥상의 채소들도 직접 돌보시는 등 엄마의 수고를 덜어주시면서 그렇게 특별하지 않은 방법으로 건강과 활기찬 에너지, 그리고 다이어트에 혈안이 된 이들이 그토록 원하는 날씬한 몸까지 얻으셨다.

디톡스와 한식 식단에 요가와 명상을 즐기는 기네스 펠트로냐 걷기와 부지런한 생활습관, 집에서의 소박한 식사로 만든 아버지의 날씬한 몸이냐를 두고 어떤 것이 더 옳고, 좋은 방법인지 비교할 필요는 없다. 그저 지금 내가 할 수 있고, 마음이 가는 방법을 하나씩 실천해가면서 숨어있던 아름다움을 발견하고, 삶의 행복 에너지를 끌어올릴 수 있다면, 바로 당신의 방법이 '베스트'다.

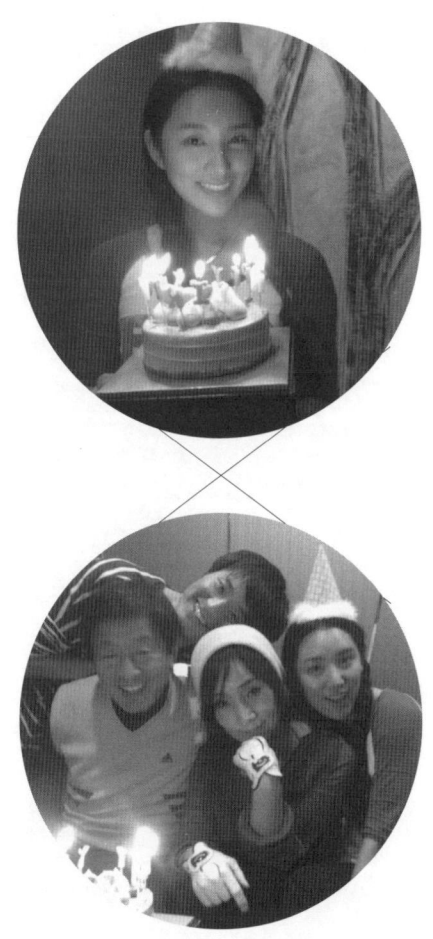

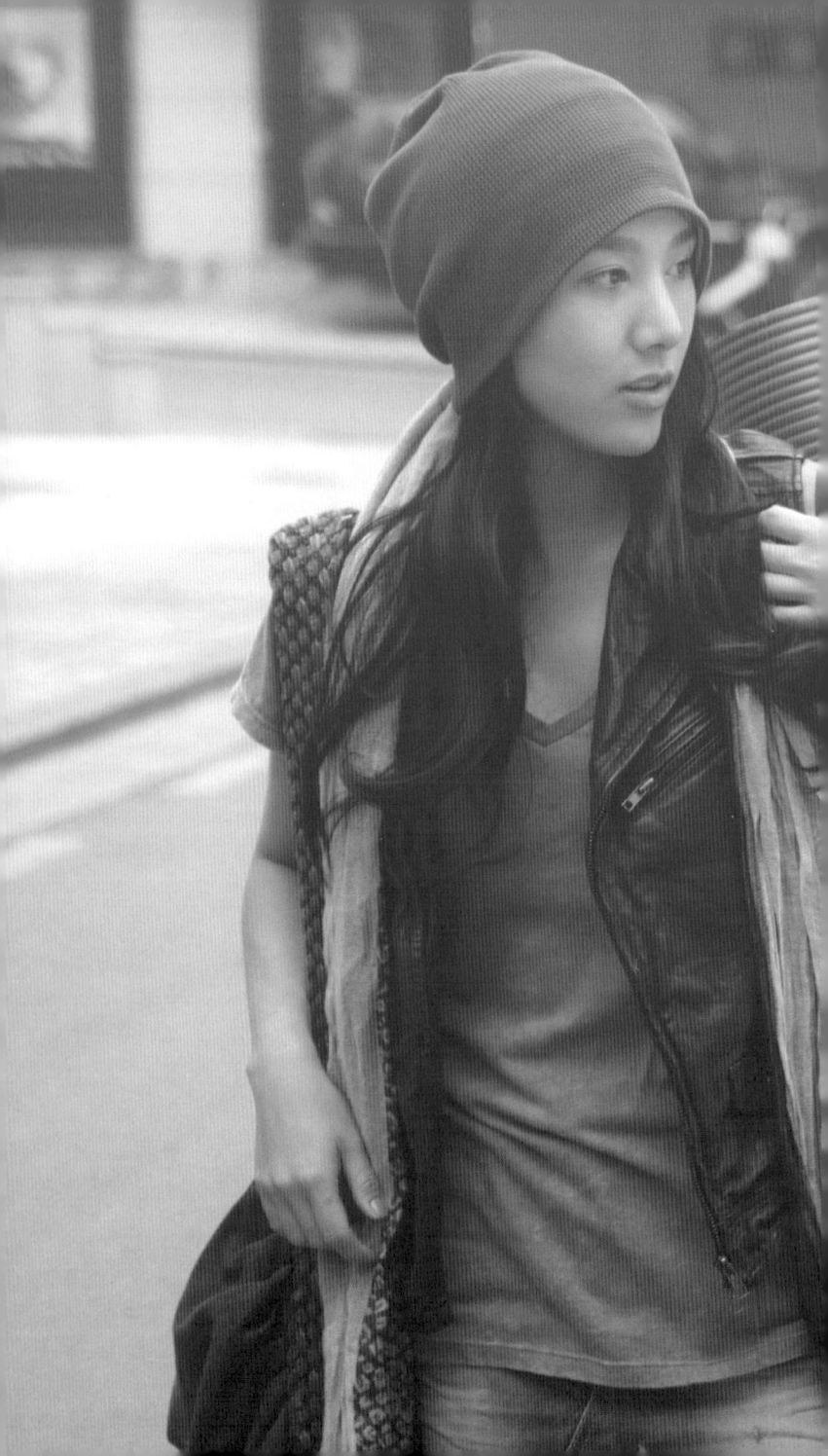

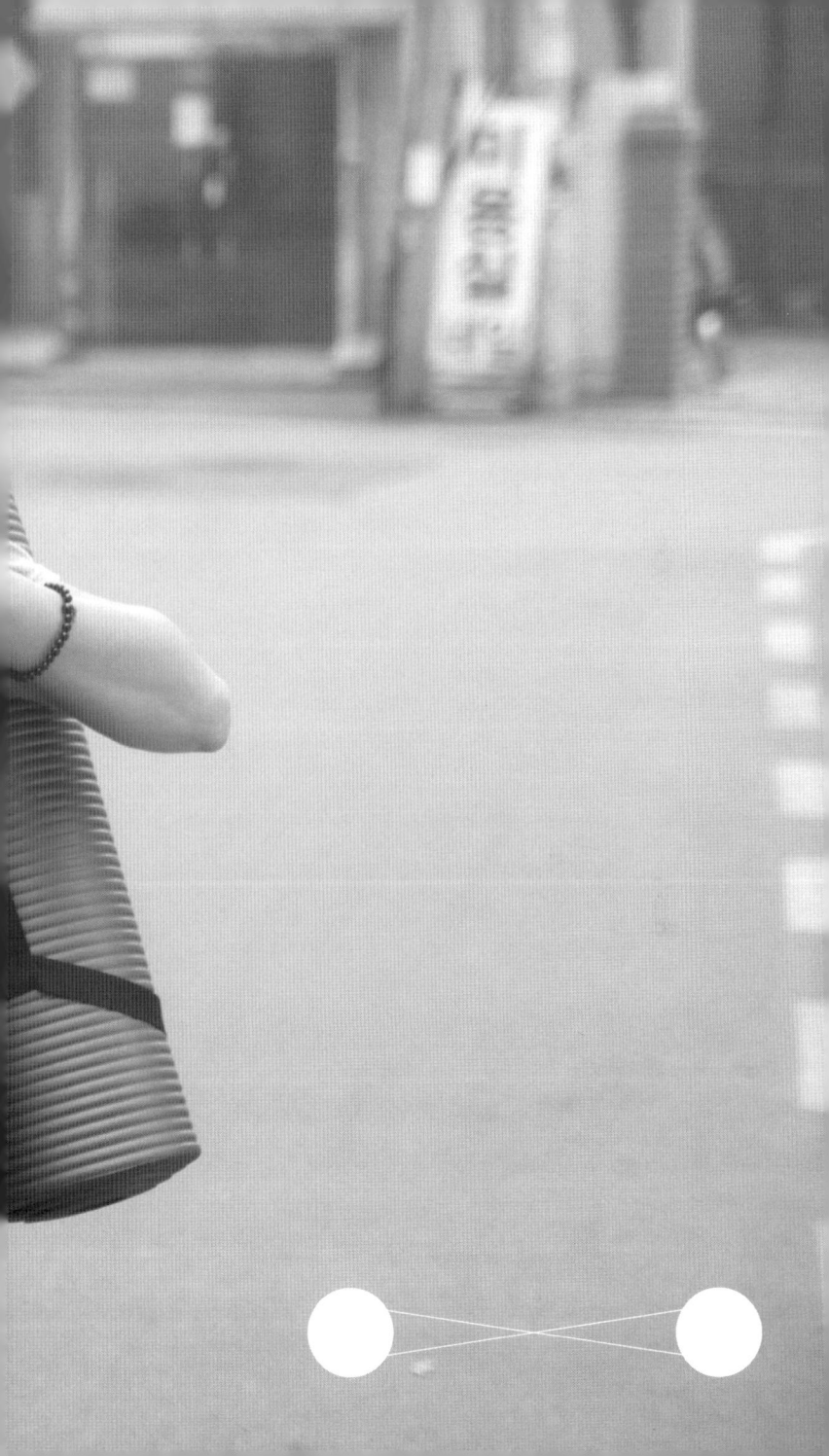

02 남의 떡이 더 커 보인다

라자냐 바디, 나도 청순하고 싶다

둘도 없이 친한 그녀와 나는 비슷한 키지만, 전혀 다른 몸을 가졌다. 그녀는 모델처럼 길고 가늘다. 타고나길 뼈도 몸통도 가늘게 태어났다. 그래서 나는 그녀를 '라자냐 바디'라고 부른다. 언젠가 같이 콘서트에 갔던 날, 인파 속에 섞여 춤을 추던 그녀는 묘하게 섹시했다. 야구모자 속에 머리카락을 말아 올리고 반팔소매를 걷어 올린 채 고양이처럼 나긋하게 움직이던 가냘픈 어깨가 참 예쁘면서도 옆모습이 마치 납작한 파스타, 라자냐면처럼 보였다. 그래서 그 이후로 나는 그녀를 포함해 모델처럼 가늘고 마른 몸을 가진 사람들을 그렇게 부르게 되었다. 다시 말해, 라자냐 바디는 비하가 아닌

부러움의 표현이다. 언니는 내게 '그럼 넌 우동이냐?'라고 하며 웃었지만.

TV를 보면서, 인터넷 검색을 하면서, 또 잡지를 보면서 우리는 자주 마음이 바뀐다. 자주 내가 원하는 것이 무엇인가에 대해 심각하게 고민할 정도로 변덕이 죽 끓듯 한다. 어떤 몸이 예쁘고 좋을까 갈등하면서 운동하는 방식을 바꾸려고 하거나 식이요법을 더 철저한 것으로 바꿔야 하나 고민을 한다.

〈건축학 개론〉의 수지처럼 청순가련함이 뚝뚝 떨어지는 영화 속 여주인공들을 보면 다시 결심한다. 나도 이제부터는 청순가련해지기 위해 노력하겠다고. 그래서 웨이트 트레이닝을 그만 두고 유산소 운동과 스트레칭만 해서 몸을 일반화(?)시켜야겠다는 생각으로 며칠 신 나게 운동을 한다. 그러다가 유튜브에서 운동의지를 자극하는 동영상들을 보게 되면, 금세 또 마음이 바뀐다. 쭉쭉빵빵 엉덩이가 허리에 붙어 있고, 가슴은 봉긋하게 솟아 있으며, 걸음 하나하나에서 '나 좀 섹시하지?'라는 자신감이 느껴지는 외국 피트니스 선수들에게 묘한 경쟁심이 발동한다. '그래, 역시 여자는 엉덩이지!' 들지 않겠다고 다짐했던 바벨과 덤벨을 다시 든다. 웨이트 트레이닝을 재개하고 나서 우연히 넘겼던 책에서 역기를 들어 올리고 있는 마릴린 먼로를 보았을 때는 더 신이 나서 열심히 운동을 한다. 당대의 섹시스타도 웨이트 트레이닝을 해서 전 세계 남성들을 홀린 그 콜라병 같은 몸매를 만든 것이니 지금 내가 하고 있는 이 방식이 맞는 것이라는 확신이 드는 것이다. 하지만 이러다가도 또 언제 무엇을 보고 맘이 바뀌고 흔들릴지는 모를 일이다.

　나도 당신도 그리고 누구나 이렇게 자주 혹은 항상 흔들린다. "남의 떡이 커 보인다."라는 속담처럼 나와 다르게 예쁜 사람들이 부럽게 느껴지는 것은 당연하다. 우리는 늘 가지지 못한 것에 대한 결핍을 느낀다. 그래서 우리의 다이어트는 항상 힘겹다. 기준이 '내'가 아닌 '타인'이기 때문이다. 동경과 부러움이 목적과 동일시되는 즉시, 다이어트는 무조건 참고 버티면서 괴로움과 싸워야 하는 고통이 되고 만다. 내가 원하는 몸과 가능한 기준선을 혼동하지 말고, 어떤 모습이 내게 가장 잘 어울리면서도 나를 빛나게 할 수 있는지, 또 건강한 라이프스타일로 지속해나갈 수 있는지에 대해서 올바른 사고를 할 수 있다면, 다이어트는 '전쟁'에서 행복과 건강을 증폭시켜주는 도우미로서의 역할을 하기 시작할 것이다. 그래서 나는 오늘도 마음속 깊은 곳에 숨겨둔 라자냐 바다에 대한 로망이 있음에도 멋지고 탱탱한 엉덩이를 만들기 위해 운동하고, 음식을 챙겨 먹는다.

바비인형 같은 아이돌

건강 관련 TV프로그램에 섹시스타로 알려진 여가수가 나온 것을 본 적이 있다. 건강상태를 체크해본 결과, 그녀의 신체 나이는 28세였다. 실제 나이보다 4살이나 많게 측정된 것도 모자라 심각한 저체중으로 경고 수준인 데다 저혈당 증세가 있어 10.5킬로그램 정도 체중을 늘려야 한다는 진단이 내려졌다. 특히 저혈당이 오지 않도록 식사를 거르지 말아야 한다는 점도 강조되었다. 그녀는 평소 튀김이나 젤리, 빵 등의 주전부리로 배를 채우는 습관이 있어 그런 듯하다며 천진난만하게 말했다. 한숨이 나왔다. 그녀가 가진 문제는 요즘 어리고 예쁜 친구들이 많이들 가지고 있는 문제점이기도 하기 때문이다.

현실에서는 날씬함과 마른 것의 차이가 모호하다. 마르고 날씬해 보이는 여성들이 실제론 '허당'인 몸을 가진 경우가 많다. 겉보기에는 예쁘지만, 근육량이 현저히 낮고 저체중인 동시에 체지방률은 높은 마른 비만 상태인 것이다. '예쁘면 장땡'이라고 생각할 수도 있으나, 내실이 없는 몸을 가지고 있는 이도 '노화'의 과정을 피해갈 수는 없다. 한 살 한 살 나이가 들어감에 따라 근육은 자연히 줄어든다. 체력도 점점 더 떨어지고 면역력도 약해져 부상과 질병에 쉽게 노출될 수 있다. 점점 신진대사가 떨어지니 보이지 않는 곳에 지방은 쌓이게 되고, 의욕도 없어져 상큼발랄하고 활동적인 라이프스타일과는 점점 멀어지게 될 것이다. 출산기 여성에게는 임신과 출산에도 영향을 끼칠 것이다.

내실 있는 몸을 만들기 위한 첫 번째 단계는 몸에 대한 인식을 재정비하는 것이다. 비쩍 마른, 뼈에 가죽만 붙어 있는 몸이 날씬하다는 생각은 반드시 버려야 한다. 마른 것과 날씬한 것, 마른 것과 아름다운 것을 혼동하지 말자. 체중계 숫자에 집착하는 것은 무의미한 것이다.

자연스럽게 두 번째 단계는 운동과 바른 식생활이다. 둘 중 하나만 부족해도 멋진 몸을 만드는 것은 불가능하다. 식이조절만 하면 근육이 빠지니 자연히 체중과 부피와 질량은 줄 수 있겠으나, 탄력과 쉐이핑에서는 원하는 효과를 절대 얻을 수 없다. 반대로 운동만 하고 식단을 개선하지 않는다면, 슬림한 몸매는 포기하고 그저 좀 더 건강해질 수 있다는 정도의 위안을 얻을 수밖에 없다. 이 두 가지를 자신의 현실에 맞게 적절히 조율해야 한다. 공복이 최장 5시간이 넘어가지 않도록 꼭 식사를 해주되 싱겁게 먹고 피와 살이 되는 단백질 음식을 포함시킨다. 위에서 예로 든 여가수처럼 비쩍 말랐을수록 단백질보다는 탄수화물 주전부리에 의존해서 먹는 경우가 많다. 내실 있는 몸을 키우고 싶다면, 단백질에 신선한 채소와 양질의 탄수화물을 적당량 더해서 올바른 식생활을 만들어가야 한다.

세 번째 단계는 인내심과 노력이다. 날씬한 근육과 탄력은 달랑 일주일 노력했다고 생기는 것이 아니다. 다이어트나 운동을 통한 변화를 원할 때에는 최소한 한 달 이상 지켜볼 각오를 해야 한다. 그리고 어차피 다이어트나 운동은 평생 해나가야 할 과제니, 즐기면서 나만의 방법을 찾는 것이 더 중요하다. 허수아비 같은 마른 몸 대신 누가 봐도 한 번쯤 만져보고 싶다는 생각이 들 만한 탄력 있고 살아 있는 몸, 당신은 어느 쪽을 원하는가?

다이어트를 위해 예쁜 몸과 건강을 다 잡으려는 계획을 세웠다면, 헬스장 회원권을 끊고 걸그룹의 식단을 따라 한답시고 괜한 의욕을 불태우는 것보다 더 우선시되어야 하는 것이 자신만의 기준을 찾는 일이다. 안타깝게도 내 블로그를 통해 그리고 현실에서 만나는 많은 사람 중 대다수는 위의 단어들의 기준에 헷갈리는 모습을 자주 보여주었다. 성인병으로 간주되는 비만을 제외하고는 그 어떤 단어도 정의내릴 수 없음에도, 우리는 알게 모르게 매일 나름의 기준을 세워나 자신과 다른 이들에게 족쇄를 채운다.

걸그룹 멤버들은 죽지 않을 정도의 음식만 먹어가며 날씬한 몸을 유지한단다. 정상적인 사람도 잘나가는 걸그룹의 살인적인 스케줄을 소화하면서 눈물만큼만 식사를 한다면 살은 빠질 수밖에 없다. 후덕한 여배우에 대해서도 할 말은 많다. 물론 다소 살이 쪄 보이는 외모로 나타났다면, 배우로서 자기 관리에 대한 비난을 받을 수도 있다. 그러나 기사와 사진 아래 달린 무수한 덧글에서 '후덕과 육덕'

의 기준과 아름다움에 대한 격렬한 찬반토론을 보고 있자니 왠지 슬퍼졌다. 어떤 쪽을 기준으로 하느냐에 따라 거울 속 나 자신도 다르게 평가됨을 부인할 수가 없다. 걸그룹을 기준으로 본다면 나는 그녀들의 다리를 팔에 달고 있는 셈이다. 어쩌나 둔하고 뚱뚱해보이는지 모른다. 반면, 급 살이 쪄서 나온 여배우와 비교해보면 나도 나름 여배우 뺨치는 몸매를 가지고 있는 것 같기도 하고, 그다지 나쁘지 않다는 생각도 든다. 당신은 거울을 보면서 어떤 생각을 하는가? 이렇게 모든 기준이 다 무너진 상태에서 '비만'에 대해서 경고를 하고 있으니 답답한 노릇이다. 대중들은 뚱뚱한 것과 비만, 날씬한 것과 마른 것, 보기에만 좋은 것과 건강한 것을 잘 구분할 수 없는 상태인데 말이다.

예전에 유행처럼 떠돌던 이런 말이 있다. '부러우면 지는 거야!' 다이어트와 몸에 대한 마인드도 마찬가지다. 남이 가진 것에 대한 '부러움' 아래 자학하는 태도로는 그 어떤 다이어트와 운동법을 앞두고도 행복해질 수가 없다. 평생 남들이 정한 기준에 질질 끌려다닐 뿐이다. 일상에서 내가 얼마나 지속할 수 있는가, 건강을 해치지 않는 방법인가, 행복하게 변화해가는 과정을 즐기는가에 대한 확신이 없다면, 당신의 다이어트와 운동은 괴로움일 뿐이다. 비만은 명백한 성인병으로 건강과 직결되는 중요한 문제이니 의사가 판명해준 비만인에 속하는 이들은 경각심을 가지고 하루빨리 체중감량에 돌입해야 한다. 그러나 그렇지 않은 상태에서 단순한 '미(美)'에 대한 욕구 때문이라면, 다시 한 번 나만의 기준과 굳건한 심지를 만드는 작업부터 하도록 하자. 다음 주쯤, 소녀시대 바로 옆에서 데뷔해 먹고살아야 하는 가수 지망생이라면 어쩔 수 없지만!

보정 없는 사진 찍기를 위하여

미란다 커의 포토샵 만행이 딱 걸렸다. 보조개가 쏙 들어가는 베이비페이스에 잘록한 허리, 아담하고 동그란 힙 라인까지 인간미라곤 전혀 없는 비현실적인 몸매를 자랑하는 미란다 커가 인스타그램에 올린 사진이 알고 보니 허리 라인을 보정한 창작물(?)이었던 것이다. 확실히 보정 후 사진은 인간의 허리가 이렇게 가늘 수 있을까 의구심이 생길 정도였다. 반면, 실제 사진은 예쁘긴 했으나 어찌 보면 미란다 커나 나나 큰 차이는 없을 수도 있겠다 싶었고, 노력하면 엇비슷하게 될 수도 있을 것 같다는 희망도 들 만한 정도였다. 물론 그럼에도 미란다 커는 완벽하다. 막 찍은 파파라치컷에서조차 빛나고 있는 모습들이 많으니 한 장의 보정된 사진만으로 그녀의 몸매가 가짜라고 할 수는 없겠다. 그러나 다이어트 자극제로서의 역할을 충실히 해와 주던 그녀였기에 포토샵으로 허리 라인을 매만졌다는 사실 자체는 실망스러웠다.

왜 완벽한 미란다 커가 사진에다 장난을 쳤을까? 그것은 아마도 그녀조차 우리와 별반 다르지 않은 마인드의 소유자라는 뜻일 것이다. 천하의 미란다 커조차 자신이 찍힌 사진을 보았을 때 조금이라도 뚱뚱해보이거나 못나 보이면 우울해지고 감추고 싶어 하는 아주 평범한 한 여성에 불과한가 보다.

스마트폰이 생활 속에 녹아든 이후, 셀카는 많은 이들에게 보편화된 일상이 되었다. 나조차도 하루에 몇 장씩 사진을 찍어 SNS에 올리곤 한다. 셀카의 장점은 무조건 내가 '갑'이 된다는 것이다. 그리고 실물보다 예뻐 보인다. 아니, 예쁘게 나올 때까지 찍는다고 말하는 게 더 맞다. 그리고 각종 애플리케이션들을 이용해 미란다 커처럼 보정도 한다. 몸이 나오는 사진 역시 크게 다르지 않다. 카메라를 들고 스스로 가장 예뻐 보이는 각도로 맞춰 이때다 싶은 찰나에 찍기 때문에 평균적으로 셀카로 찍은 사진 속의 나는, 제법 날씬하고 예뻐 보인다.

다이어트를 위한 자극제가 필요하다면, 예전에 찍은 예쁜 셀카를 꺼내어 보도록 하자. 다이어트와 관리가 필요한 순간임을 사진이 말해줄 것이다. 더 이상 셀카발조차 받지 않는 시점이 왔음을 애써 무시하며 늘 마음 한 켠에 아직은 괜찮다는 슬픈 위안을 하는 중이었다면, 더더욱 빨리 꺼내보는 것이 좋겠다. 그리고 지금의 모습을 카메라로 찍어본다. 예전과는 조금 다른 결과물을 눈으로 확인하게 될 수도 있다. 제아무리 옆으로 서서 숨을 참고 찍어도, 가장 갸름하게 보일 수 있는 각도로 목을 꺾어보아도 괜찮아 보이지 않을 때, 셀카 속 나 자신은 '지금 데드라인이야.'라고 말해줄 것이다. 셀카도 그렇게 나오는데, 남이 찍어주는 사진은 오죽할까. 망가진 상태에서 찍힌 사진은 거의 살아남지 못하고 'Delete'당한다. 미란다 커는 허리라인만 매만졌지만, 이건 뭐 아무리 봐도 어디서부터 손을 대야 할지 모르게 밉상인 사진들, 그것이 지금 내게 다이어트가 필요하다고 외치고 있는 좋은 자극제가 된다. 이렇게 사진발과 셀카의 약발이 받지 않는 상태까지 갔음을 인지하고 다시 막 찍어도 예쁘던 그때의 몸으로 돌아가리라는 다짐을 하면서 운동과 식이조절에 들어간다. 다이어트를 시작하는 날부터 목표치에 이를 때까지 같은 장소, 같은 각도로 주기적으로 셀카를 찍어보자. 다시 예전의 꽤 봐줄 만한 모습으로 돌아가고 있는 과정이 직접 눈으로 확인된다면, 체중계의 숫자 줄이기보다 더 현실적인 뿌듯함을 느낄 수 있을 것이다.

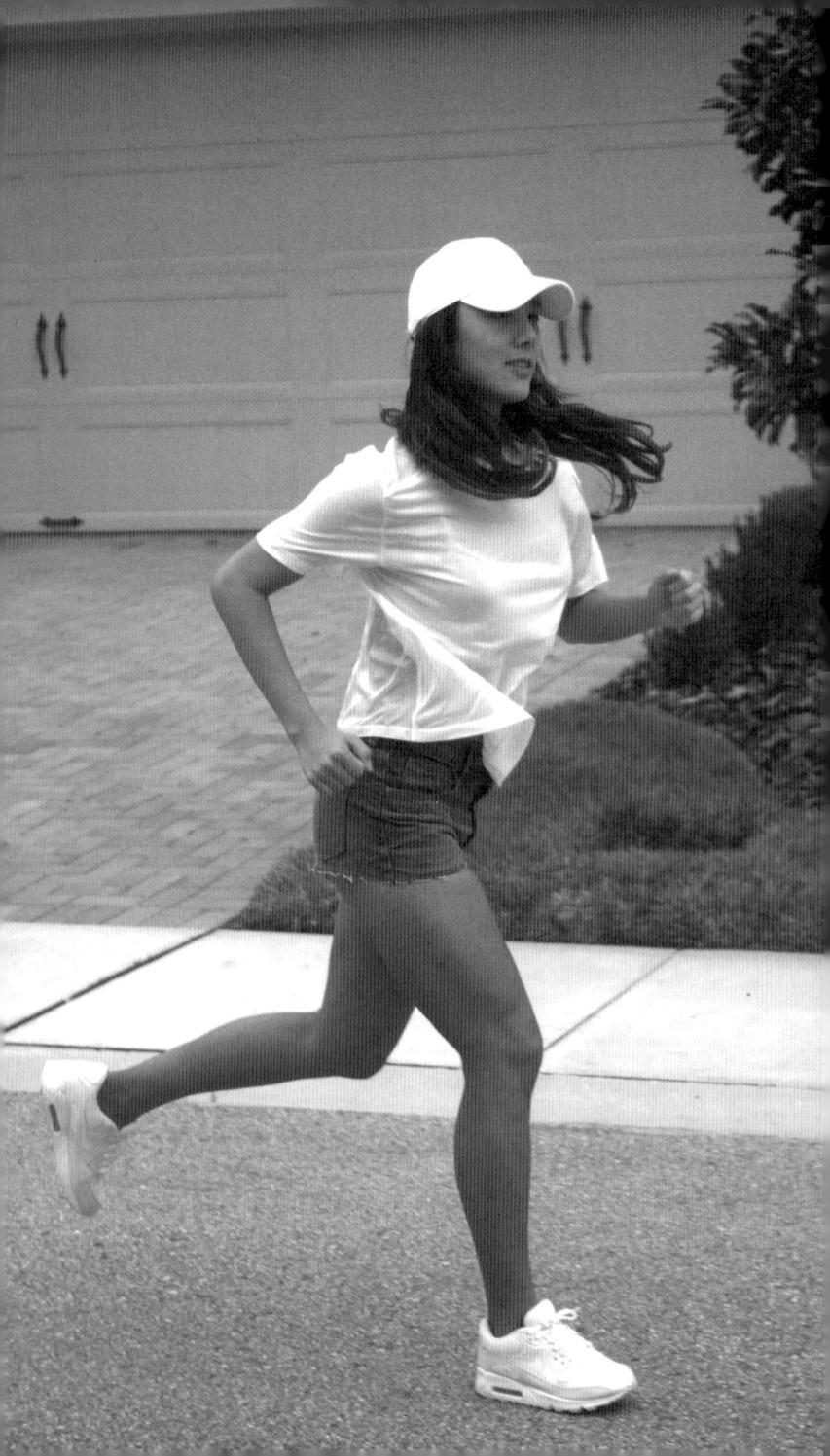

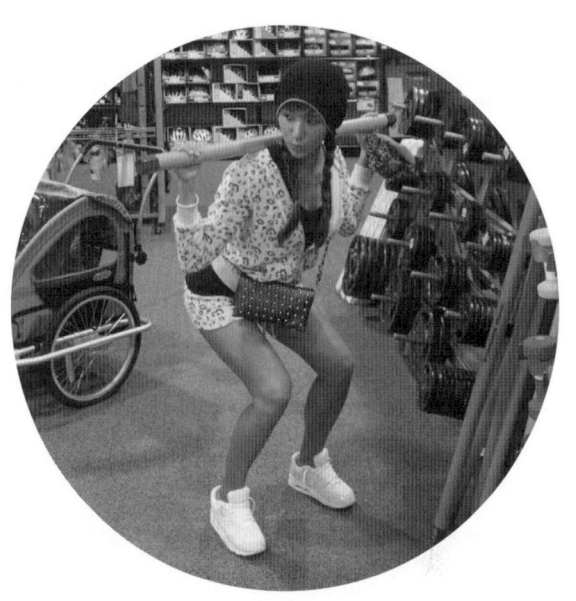

03 체중계의 숫자가
몸매를 말해주지는 않는다

키 172cm에 몸무게 48kg의 환상비율?

동네에서 친구와 커피를 마시던 중이었다. 이런저런 수다 끝에 그는 여자 친구들에 대한 이야기를 풀어놓기 시작했다.

"내가 정말 사랑했던 여자가 있었는데……. 진짜 예뻤어. 키도 크고, 몸매도 좋았어. 172에 48킬로그램이었거든."

여기서 잠깐, 키 172센티미터에 48킬로그램이라고 표현한 것이 그녀가 예쁘고 몸매가 좋다는 것을 말하고 싶다는 뜻인가에 대한 의문이 쓰나미처럼 밀려왔다. 내게서 '정말?', '대박이었겠네.' 식의 폭발적인 감탄사를 기대한 친구는 내가 그냥 '음……' 하고 고개만 살짝 끄덕거리자 약간 당황한 눈치였다. 흔들리는 눈동자로 그는 내게 외치고 있었는지도 모르겠다.

"야, 172에 48킬로라니까? 얼마나 죽이겠어! 그냥 바비인형이지! 이래도 감탄 안 할래?"

내가 별 반응을 보이지 않았던 이유는, 많은 이들이 완벽한 몸매라고 생각할지 모를 172에 48킬로그램의 몸무게는 현실적으로 아름다운 몸에 대한 기준과는 다르기 때문이었다. 왜 그 키, 그 몸무게의 수치를 듣고 까무러칠 정도로 놀란 표정을 지으며 감탄해야만 하는가? 이 경우에 현실적으로 가능한 상황은 두 가지다. 그녀가 거짓말을 했을 가능성이 50%다. 여자의 몸무게에 대해 올바른 인식을 가지고 있지 못하는 일반적인 한국 남성인 애인에게 자신의 실제 몸무게 대신 거짓 정보를 전달했을 수도 있다는 것이다. 대부분의 여성이 자신의 남자 친구에게 그러하듯 말이다. 나머지 절반은, 그의 말대로 진짜 48킬로그램이라면 그녀는 근육도 살도 없는 아주 마른 몸매의 소유자라는 뜻이다. 나는 그에게 어떤 리액션을 보여줘야 할지 이야기가 끝날 때까지 전혀 감이 잡히지 않았다.

2년 전 S전자와 함께 한 오픈클래스 특강 후, 재미난 일이 있었다.

행사 직후부터 쏟아진 기사에 힘입어 그날 오후 검색어 1위를 차지, 하루 종일 인터넷에 내 이름이 올랐다. 우습게도 키워드는 '정아름 몸무게'였다. 올바른 다이어트에 대해 이야기하면서 내 체중은 58킬로그램이라고 공개했었는데, 그 내용에 대중들이 폭발적으로 반응한 것이다. 일단 TV에 나오는 예쁘장한 외모의 여성이라면, 체중의 기준이 45에서 50을 넘지 않는다는 대중의 고정관념을 깨버린 탓이었다. 미스코리아 출신, 몸짱이라는 수식어를 가진 내가 60킬로그램에 가깝다니!

이렇듯 체중에 대한 오해와 관심은 끝이 없다. 과연 체중이 많이 나가면 뚱뚱하고 적게 나가면 날씬한 것인가? 다이어트에 성공하고 오랫동안 좋은 몸을 만들고 유지하고 싶다면, 체중에 대한 인식을 바로 잡는 것이 필요하다. 같은 몸매, 같은 사이즈라면 몸무게가 많이 나가는 쪽이 훨씬 탄탄하고 탄력 있으며, 질적으로도 멋진 몸매를 가지고 있다는 뜻이다. '근육은 지방보다 훨씬 무겁다'는 사실을 머리로만 알고 실제로 받아들이고 적용시키지 않는다면, 다이어트는 아름답고 건강한 몸을 만드는 과정이 아닌 무게만 덜어내는 고통의 시간일 뿐이다.

몸의 밀도를 높이는 과정은 올바른 식습관과 운동이 병행되어 서서히 쌓이고 다져지는 노력과 인내가 필요하지만, 무게만 줄이는 것은 의외로 그리 어렵지 않다. 한두 달 동안 깁스를 하고 풀면 붕대에

감싸져 있던 부위는 현저히 얇아져 있다. 사용하지 않아 근육이 사라졌기 때문이다. 또 장염에 걸려본 사람은 알겠지만, 제대로 먹지 못하니 당연히 체중은 줄고 홀쭉해진다. 과연 이러한 변화를 살이 빠지고 날씬해졌다고 표현할 수 있는가!

탄력 있는 몸을 만들기 위해서 필요한 운동을 지속하지 못하고 중도 포기하게 되는 경우도 체중에 대한 편견 때문이다. 운동량이 없는 상태에서 운동을 시작하면 지방은 빠지지만 그만큼 근육량도 늘어난다. 고로 엄청나게 살이 빠진 느낌으로 체중계에 올라섰음에도 수치에는 변화가 없거나 체중감량의 정도가 미미할 수도 있다. 그럴 때 잘못된 다이어트를 하고 있던 이들은 한숨을 내쉴 것이다. '그렇게 열심히 운동하고 식단을 조절했는데, 왜 1킬로그램밖에 빠지지 않은 거야!' 억울하고 화가 나는 결과를 받아들일 수 없어 다시 원래대로 굶거나 섭취 칼로리만 줄이는 방식의 다이어트로 돌아간다. 이틀을 굶으니 2킬로그램이 빠졌다. 죽어라고 2주간 운동해서 1, 2킬로그램 빠지는 것보다 훨씬 더 간편하고 쉬운 방법이라는 생각이 든다. 그러나 그렇게 빠진 몸무게는 수분과 함께 정작 지방을 지속적으로 태워주고 몸을 쫀쫀하게 만들어주는 역할을 하는 근육은 없애고, 지방만 고스란히 남게 만든다. 결국 먹으면 다시 찌고, 그러한 방식의 다이어트를 지속하면 할수록 점점 더 몸은 엉망이 되어가는 것을 보게 될 뿐이다. 그러다 나중에는 더 이상 어떻게 굶어야 할지, 양을 더 줄여야만 하는 건지 앞이 깜깜해지고 말 것이다.

근육량을 고려하지 않고 지나치게 마른 몸만 추구한다면, 나이가 들수록 점점 몸의 기능은 떨어지고, 노화는 급속도로 진행된다. 기초대사량이 저하되어 같은 양을 먹어도 쉽게 살이 찐다. 음식량을 지속적으로 줄이지 않으면, 고스란히 살로 갈 수밖에 없다. 말랐던 이들도 운동과 담을 쌓고 산다면, 이와 같은 이유 때문에 나도 모르게 붙어가는 나잇살을 피해갈 수 없다.

체중계의 숫자가 섹시하고 아름다운 몸매를 말해주지는 않는다. 다시 한 번 강조하지만, 몸무게는 단순한 숫자에 불과하다. 무게에 대한 집착을 버리고 편견을 깨야만 한다. 부피는 줄이되 밀도가 높은 몸을 만드는 것, 그래서 체중보다는 비주얼적 사이즈 감소와 체성분에 집중하는 몸을 만들어야 한다는 것을 명심하자. 겉으로 보기에 훨씬 말라 보이는 사람도 근육이 탄력 있게 잡혀 있다면 몸에 근육이라고는 없는 허당 몸매인 사람보다는 몸무게가 많이 나간다는 사실을 명심할 것! 다이어트 중이라면 무리한 체중감량보다는 내 몸의 에너지를 끌어올리고 기능을 향상시키면서 나이가 들어도 탱탱함을 유지할 수 있는 멋진 몸매, 양질의 몸을 만드는 것을 목표로 해야 한다. 결론적으로 172센티미터에 48킬로그램은 '날씬'이 아니라 그냥 완전 마른 거다!

덩치, 우람, 떡대, 육덕진 몸?

지인과 동행한 자리에서 있었던 일이다. 예의바른 인사와 미소로 통성명을 한 뒤, 테이블을 가운데 두고 마주 앉았다. 지인의 친구는 나에게 대뜸 이렇게 말했다.

"실물이 훨씬 예쁘시네요. 실은 인터넷 검색해봤는데, 엄청 우람 하신 줄 알았어요."

'덩치, 우람, 떡대, 육덕' 이런 특정 단어들이 나는 달갑지 않다. 순 진무구한 얼굴로 우람이라는 단어를 쓰다니! '실물이 훨씬 예쁘다' 는 뜻의 칭찬임을 두뇌는 인식하고 있었으나, 가슴 속으로는 무척이 나 씁쓸했다. 하지만 다년간의 내공으로 이제는 그런 말을 들었다고 해서 하루를 망칠 정도로 데미지를 입지도 않고, 맷집도 좋아졌기에 그저 조용히 테이블 밑으로 조심스럽게 스마트폰을 켜서 '우람'이라 는 단어를 검색해보았다. "우람: 매우 크고 웅장한 데가 있다." 당당 하게 말하지만, 사전상의 뜻으로 본다 해도 나는 결코 우람하지 않 다! 171센티미터의 키는 요즘 세상에 그렇게 큰 키도 아니고, 웅장 할 정도로 거대하지도 않다. 우람은 삼국지에 나오는 장비나 헐크 같은 캐릭터에게나 어울릴 만한 단어다. 스스로 그의 멘트는 '실언 +Non센스'라는 결론을 내려버렸다.

나는 그의 옆에 앉아 있던 여자에게 시선을 돌려 정수리부터 발바닥까지 스캔했다. 직업상 내 동공엔 보이지 않는 스캐너가 찰싹 붙어 있다. 평소에 운동은 전혀 하지 않을 것으로 추정되는 얇은 팔, 큰 가슴은 신체 비율상 거의 100% 인공적인 투자로 얻어낸 결과인 듯 보였다. 가느다란 다리와 평면 TV 같은 엉덩이. 그녀는 허리 디스크 때문에 고생이라며 한동안 운동을 하기는 힘들다고 했다. 당연하다. 뼈대가 가는 데다 하체를 안정적으로 지지해줄 근육도 없는 상태에서 가슴을 과도하게 크게 만들어놓았으니, 자세는 어정쩡해지고 허리에는 무리가 갈 수밖에 없었겠지. 잘못된 자세와 생활 습관은 결국 척추라는 꽃줄기를 무너뜨리는 비극을 낳고 말았을 것이다.

나는 지금 타인의 몸을 말렀다, 뚱뚱하다는 식의 비주얼로 평가하는 것이 아니다. 그녀가 건강하게 살아가기 위해서는 왜 허리가 아픈지, 어떻게 하면 더 건강해질 수 있는지에 대한 올바른 정립이 필요하다는 점을 이야기하는 것이다. 운동에 집착할 필요는 없으나, 건강을 위해서는 허리 통증의 원인을 잘 알고 서서히 개선시켜 나가야만 한다. 철저한 위기의식을 가지고, 열심히 하체 근육을 강화하고 허리를 안정적으로 잡아줄 수 있는 운동을 해주어야만 그녀가 좀 더 오랫동안 즐겁고 건강하게 살아갈 수 있을 것이다. 마르고 날씬하고 뚱뚱하고 통통하고를 떠나 나이를 먹어가면서 자연스레 찾아오는 노화와 건강약화를 극복하기 위해 적절한 자기 관리 차원의 운동은 누구에게나 필수적이다.

짧은 시간 스캔을 끝내고, 나는 다시 자신감을 장전했다. 그가 내게 우람이라는 단어를 쓸 수밖에 없었던 까닭은 그녀를 날씬하며 복받은 몸매라고 인식하고 있었던 안타까운 기준 때문이었으니까. 악의는 없었지만, 몸에 대한 인식이 무너져 있었기에 단어 선택을 잘할 수 없었을 뿐이다. 그래서 나는 그런 이의 말 한마디로 하루를 망치고 자신감을 상실할 필요가 없다고 결론 내렸다. 우람(?)할지는 몰라도 확실한 한 가지는, 나는 그녀보다 조금 더 건강하게 오랫동안 걷고 뛰고 인생을 즐길 수 있을 테니 불만은 없다. 먹어도 살이 찌지 않는다는 마른 몸도 부럽지 않다. 엉덩이란 자고로 튀어나와야 하는 부위, 일단 나는 납작한 엉덩이는 사절이다. 허리까지 바짝 올라붙은 파이팅 넘치는 엉덩이가 좋다. 가느다란 허벅지도 글쎄, 내 스타일은 아니다. 움직일 때마다 살짝 선이 보이는 에너지와 생동감 넘치는 허벅지가 오히려 내 취향이다. 이렇게 생각하다 보니, 마른 그녀 앞의 나는 꽤 멋진 사람인 듯한 착각이 들었다. 이것이 긍정적인 합리화가 주는 최대의 효과다. 나는 이렇게 '맷집'과 '합리화'를 통해 즐겁게 살아남는 방법을 익혔다.

솔직해진 김에 더 솔직해져 보자. 긍정적인 합리화의 실체는 콤플렉스를 숨기고 이겨내기 위한 자체적 고군분투다. 우리 모두는 각기 다른 체형과 스타일, 유전적인 장점과 단점들을 타고난지라 어느 누군가는 먹으면 족족 다 살로 가서 고민, 또 다른 이는 먹어도 살이 찌지 않아 고민이다. 허벅지가 얇아도 고민, 굵어도 고민, 가슴이 커도 고민, 작아도 고민, 그렇게 몸에 대한 정답과 기준은 있을 수가 없다. 그러니 자기합리화를 통해 내가 상처받지 않는 방향으로 마음의 키를 돌릴 뿐이고, 그래야만 내가 원하는 방향으로 인생이 무리 없이 흐른다. 나 또한 사실 마른 몸이 부럽긴 하다. 말라보고 싶다. 가끔 확 굶거나 운동을 하지 말고 말려볼까 갈등도 한다. 그러나 그런다고 타고난 것을 완벽히 바꿀 수는 없다. 인생 좀 더 즐겁고 건강하게, 무리 없는 쪽으로 정리하는 것이 남는 장사 아닐까? 그래서 스스로 나는 '서구적 체형이며, 할리우드 스타일'이라는 합리화를 하려고 노력한다. 나뿐 아니라 모든 사람들이 이러한 자기합리화에 익숙해지지 않는다면, 현실은 괴롭기만 할 것이다. 남자 친구, 남편, 친구들 혹은 직장동료나 가족, 친지들 등 우리를 둘러싼 많은 이들 중 아무 생각 없이 이런 멘트를 날리며 비수를 꽂기도 한다.

- 살쪘어?
- 너 살 좀 빼야 하는 거 아냐?
- 덩치 장난 아니다.
- 둔해보여.
- 몇 킬로그램이야?
- 뚱뚱해보여, 살 많이 쪘구나.

그들로 구성된 '사회'와 '현실'이라는 녀석은 획일화된 비주얼적 기준에 의해 우리에게 상처를 준다. 그 안에서 휘둘리면서 자신감과 확고한 기준이 없다면, 한 번 쓰러진 후 다시 일어나기는 굉장히 힘 들다. 스스로 멋지고 섹시하다고 주문하는 마인드컨트롤, 마르기만 한 몸이 예쁘다고 생각하는 이들에겐 이상할지 모르는 내 몸을 자랑 스럽게 여겨야 한다. 나는 사랑하는 사람과 가족과 친구들에게 긍정 적 기운과 아낌없는 사랑을 쏟아부을 수 있는 에너자이저식 건강함 을 갖고 싶다. 개인적으로 선호하며 원하는 몸은 바닥에 던지면 10 배 튀어 오르는 탱탱볼 같은 몸이다. 인생을 'Fun'하고 섹시하게 살 기 위해서 마인드는 확실히 '우람'해질 필요가 있는 것 같다.

뚱뚱하고 촌스런 vs 날씬하고 촌스런

인기 뷰티프로그램 본방사수를 했다. 예뻐지고 싶어 하는 여성들 에겐 신세계가 따로 없다. 매번 학습하는 기분을 느끼며 나름 경건 하고 진지한 자세로 시청한다. 그날의 주제는 무존재감에서 미친 존 재감으로 거듭나게 해주는 걸그룹 메이크업과 컬러렌즈와 어우러진 할리우드 스타 메이크업이었다. 사전에 과연 자신의 존재감은 어떤 지 알아보는 테스트를 했는데, 이미 약속장소에 도착해 있음에도 한 참 만에 "너 언제 왔어?"라는 질문을 받은 경험이 있다는 무존재감 녀가 등장했다. 딱 봐도 착해보이고 과하게 무난했던 그녀를 메이크업과 헤어 스타일링, 의상체인지로 드라마틱하게 변신시켜주었다. 그 결과 걸그룹 뺨치는 화려한 미모의 소유자로 거듭났으며, 메이크업의 강력한 힘을 여실히 증명해보였다.

프로그램이 끝나기가 무섭게 나는 자석에 끌리듯 화장대 앞으로 갔다. 방과 후 바로 복습하는 착한 학생처럼 주섬주섬 메이크업 도구들을 꺼내 배운 대로 화장을 시작했다. 할리우드 스타의 아이 홀 메이크업! 기분도 꿀꿀한데 세수하기 전에 신 나게 색칠이나 해보자는 심산으로 얼굴에 그림을 그렸다. 처음 해본 것치고는 나쁘지 않았다. 화장을 한 것이 아까워서 두어 시간 빈둥거리다가 클렌징하기 전에 6주간 진행하고 있던 다이어트 체험단 참가자들을 위해 단체 채팅방에 폭풍 셀카 중 한 장을 투척했다.

"우와, 너무 예뻐요!"

10명의 참가자들은 쉴 새 없이 칭찬 일색이었다. 사진을 공유한 이유는 화장발 좀 받은 셀카를 자랑하기 위함이 아니라 스스로의 매력 발견을 위한 노력에 대한 이야기를 하고 싶었기 때문이다.

다이어트를 원하는 이들은 가끔 위험한 착각을 한다. 살만 빼면 자신도 전지현, 송혜교 못지않게 예뻐지고, 몰라보게 변할 것이라는 기대와 믿음이 바로 그것이다. 물론 다이어트는 성형 이상의 강력한 효과와 사람이 달리 보이게 하는 힘을 가지고 있긴 하다. 그러나 그에 앞서 살을 떠나 내 매력은 무언가에 대한 답을 지니고 있어야 한다. 다이어트는 궁극적으로 자신의 매력을 더욱 업그레이드시키고 건강한 행복을 찾기 위함이 않은가. 그러므로 성공적인 다이어트를 원한다면, 살이 찌고 빠지고 이전에 자신만이 가진 강력한 매력이 무엇인지 간파하고 있어야 한다. 그것을 인지하지 못하고 무조건 외모에만 집착한다면, 아무리 살을 빼고 몸매가 좋아져도 그저 부피가 큰 무존재감 무매력녀에서 부피만 줄어들 뿐, 기대만큼의 행복은 찾아오지 않는다. 외모를 떠난 매력 포인트를 발견하지 못한 상태에서는 가까스로 죽음의 다이어트를 성공한다 해도 별 소용이 없다.

'살이 쪘다=매력이 없다'라는 공식이 존재한다고 생각한다면, 일단 그 개념에서 벗어나는 것이 다이어트 성공을 위한 KTX행 티켓이다. 다소 살이 쪘지만 그럼에도 매력이 넘치는 이들을 떠올려보자. 싸이의 둥그런 배가 섹시해보이는 이유는 당당함과 자신감으로 충만한 그만의 매력의 힘이고, 이는 그를 글로벌 스타로 만든 마력이기도 하다. 그런 이들은 공통적으로 다이어트에 집착하지 않는다는 공통점을 가지고 있다. 왜 힘들게 살을 빼나, 지금 현재 충분히 매력적인데. 굳이 그렇게까지 하지 않아도 된다는 걸 그들은 알고 있기에 살이나 다이어트에서 자유롭게 통통한 몸을 유지(?)한다.

부피와 매력지수는 비례하지 않는다. 그러므로 성공적으로 다이어트를 하고 싶다면, 제일 먼저 현재의 내가 매력 있는 부분이 어디인지를 인지하여 다이어트를 하는 동안 함께 업그레이드시켜 나가도록 하자. 자연스러운 미소와 대화법은 물론, 내게 어울리는 분위기와 스타일도 생각해보고, 이런 스타일, 저런 스타일의 옷도 다양하게 걸쳐볼 뿐 아니라 잡지도 뒤적여본다. 비록 화장이 서툴더라도 관심을 가지는 것과 나 몰라라 하는 것은 하늘과 땅 차이다. 여자와 집은 꾸며야 한다는 진리를 몸소 체험하고 실천해보면, 조금씩 예뻐지고 나아지는 나 자신을 발견할 수 있을 것이다. 또 최선을 다해 신나게 열심히 하고 있는 일이 있어야 하고, 껍데기에 대한 집착을 삶에 대한 의지와 열정으로 바꾸어나가다 보면, 매력지수는 함께 올라간다. 살만 빼면 세상이 바뀌고 신데렐라가 될 거라는 환상에 빠져 있는 유리 멘탈의 소유자들이여, 좀 더 지혜로운 여인이 되어보는 것은 어떨지.

몸매, 때로는 각도의 차이

할리우드 배우들이 해변에서 비키니를 입고 있는 사진을 본 적이 있는가? 당신은 그들의 비키니 몸매를 보며, 그저 훈훈하다는 생각만 했을 수도 있다. 하지만 어떤 각도에서 찍히느냐에 따라 몸매는 다르게 보일 수 있다는 것을 간과하지 말자. 사진 한두 장을 보고 배우가 살이 쪘다는 둥, 똥배가 나왔다는 둥, 몸매가 안 예쁘다는 둥의 평가를 하는 것은 오해일 수 있다. 몸매가 아주 탁월하게 좋다면야 어느 각도에서도 멋지게 보이겠지만, 인간의 몸은 단면이 아니다. 그래서 어떤 각도에서 어떻게 서 있느냐에 따라 다르게 보일 수 있는 것이다. 평소 바른 자세를 유지하고 예쁜 몸매로 보일 수 있는 자세를 연마한다면, 살을 빼지 않고도 빠졌다는 소리를 들을 수도 있고, 단 2킬로그램 빠진 것으로도 7킬로그램 정도가 빠진 것으로 시각적인 효과를 얻을 수도 있다. 반대로 몸매가 아무리 좋아도 스스로 몸매를 돋보이게 해주는 바른 자세와 각도를 모른다면, 그저 밋밋하거나 전혀 날씬하지 않게 보일 수도 있다. 몸매는 각도에 따라 다르게 보일 수 있다는 특성이 있으니 스스로 자신의 몸매를 보면서 극심한 좌절에 시달리지는 말자.

복부를 예로 들어보겠다. 말랐거나 체지방률이 현저히 낮지 않다면, 복부에는 달랑 가죽만 있는 것이 아니라 어느 정도의 살도 붙어 있다. 그러니 일반적으로 날씬한 사람이라도 구부리거나 숙이는 등 상체를 펴지 않고 웅크린다면 뱃살은 접힌다. 살이 쪄서 접히는 것이 아니다. 간혹 연예인들의 뱃살 굴욕이라고 나온 사진을 보면, 움직임에 따라 자연스럽게 굴곡이 생겼거나 살짝 접힌 것일 뿐 살이 찐 것이 아닌 경우가 많다. 특히 여성의 경우, 옆모습이 찍혔을 때 볼록해보일 수 있어 자주 오해를 산다. 또 여성은 출산을 위해 자궁이 존재하기에 자연적인 신체구조상 하복부에 약간의 굴곡이 있을 수 있다. 그러니 사진 한 장을 두고 몸매나 살에 대해 운운하고 평가하는 것은 너무 터무니없는 일일 수밖에.

연예인들의 사진만이 아니라 그렇게 사소한 이유로 혹 자신의 몸을 그렇게 과민하게 자책하거나 스트레스를 주고 있었다면, 더 이상 그러지 않길 바란다. 희한하게도 각도에 따른 시각적인 몸매의 변화를 인지하지 못하고 자학하는 현상은 정말 다이어트가 필요한 이들보다 정상이거나 마른 편임에도 다이어트에 집착하는 이들에게서 더 많이 나타나는 경향이 있다.

팔도 각도에 따라 굵어보일 수 있고, 얇아보일 수도 있는 부위로 항상 구부정하게 웅크리고 있다면 당연히 팔과 몸통이 다 한 덩어리로 보여 실제보다 굵고 크게 보일 수밖에 없다. 이렇듯 각도에 따라 몸매가 변할 수도 있으니 안심하고, 올바른 다이어트와 운동을 해나가도록 하자. 자주 어깨를 뒤로 원을 그리며 돌려주고, 가슴을 펴고, 갈비뼈가 들뜨지 않도록 바른 자세를 유지하자. 또 배를 앞으로 쑥 내밀고 서 있는 대신 코어 근육을 늘 긴장시키는 습관과 함께 골반을 과도하게 앞으로 쑥 말거나 빼고 서 있지 말고, 중립을 유지하도록 한다. 목은 항상 길게 늘리듯 귀와 어깨 사이를 멀리하며, 내 몸이 예뻐 보일 수 있는 몸의 각도 하나쯤은 알아두자. 일부러 상체를 숙인 채 뱃살이 접힌다고 슬퍼할 필요도, 사진 한 장과 특정 자세 하나로 자신이나 남의 몸매를 평가 · 비교 절하할 이유는 없다.

사이즈의 함정

44사이즈에 대한 집착은 무의미하다. 옷의 사이즈란 의류회사들이 만들어낸 것일 뿐, 소재에 따라, 브랜드에 따라 같은 숫자의 사이즈라도 차이는 천차만별이다. 44, 55, 66 등 자신이 입고 있는 또는 입을 수 있는 사이즈에 따라 자신의 몸이 뚱뚱하거나 날씬하다고 평가하기에 우리의 다이어트는 언제나 혼란스럽다. 같은 청바지라도 스트레치 소재는 26사이즈도 입고, 하이웨이스트냐 로우라이즈냐 넌스트레치냐에 따라 28사이즈를 입기도 하니 바지와 허리 사이즈만 가지고 나의 상태를 파악하는 것은 바보 같은 일이다. 그리고 허벅지가 아무리 날씬해도 힙이 솟아 있고 골반이 넓으면 작은 사이즈의 바지는 맞을 수가 없다.

무조건 납작해서 44사이즈의 바지가 훅훅 들어가는 몸, 66사이즈일지언정 탄력 있고 날씬한 허벅지와 감탄사가 나올 만한 엉덩이를 가진 몸, 당신이 원하는 몸은 무엇인가? 사이즈에 대한 집착은 나올 부분은 나오고, 들어가야 할 부분은 들어가야 하는 아름다운 몸매에 대한 기준을 엉망으로 만들어버린다. 브랜드의 농간에 놀아나는 것은 이제 그만, 예쁘고 멋지게 보일 수 있는 자신만의 스타일을 찾으면 된다.

몸매의 변화를 체크하고 싶다면, 옷별로 다른 사이즈에 대한 집착을 버리고 자신이 가지고 있는 옷 한 가지를 정해서 변화를 비교해보면 된다. 예를 들면, 꼭 입고 싶은 바지를 하나 정해놓고, 처음 입어보았을 때 지나치게 타이트하거나 지퍼나 단추가 잠기지 않았다면, 관리를 통해 한 달 뒤 그 옷이 예쁘게 맞을 수 있도록 노력하는 식이다. 그리고 그 옷을 기준으로 삼아 자신의 몸의 변화를 늘 체크하며 탁월한 동기 부여와 관리의 효과를 누려라.

다이어트 시작 후 체중은 정확한 비교를 위해 기상 직후 소변을 보고 바로 재고, 하루에 한 번 이상은 금지다. 일주일 단위로 반성 및 점검을 해나가자. 체중에 집착하는 성향을 가지고 있다면, 주 1회 재기를 권장한다. 나 역시 매일 기상 직후, 화장실을 다녀와서 바로 속옷만 입고 체중을 체크하며, 몸무게보다는 체성분의 측정 결과를 참고한다.

MONDAY
$6 Drink of the Day
The Ol... ...ins
Bacardi Superior

TUESDAY
$6 Drink of the Day
The Peach Drop
featuring
Bacardi Peach Red
↑ Join Us Upstairs

WEDNESDAY
$6 Drink of the Day
Chat'a Hell Up
featuring
Bacardi Dragon Berry
↑ Join Us Upstairs

THURSDAY
$6 Drink of the Day
Rococo & Roll
featuring
Bacardi Rock Coconut
↑ Join Us Upstairs

...EY'S TAVERN

Hennessey's Tavern

LUNCH   DINNER

04 다이어트와 밸런스

나는 평범한 몸매의 남자가 좋다

'몸이 좋은 남자를 좋아할 것 같아.' 나는 이런 말을 수도 없이 듣는다. 내 자체가 운동을 좋아하고 즐기니 당연히 남자도 그래야 할 것 같단다. 그래서 좋아하는 남자 스타일이 드래곤볼 만화에서 툭 튀어나온 듯 잘 발달된 어깨 근육과 우사인 볼트도 울고 갈 허벅지 근육을 자랑하며, 영화 〈300〉이나 미드 〈스파르타쿠스〉에 등장하는 인물들처럼 테스토스테론을 미친 듯이 분사하는 슈퍼 마초 근육맨이지 않냐고 묻는다.

그러나 정반대다. 나는 평범하고 건강한 보통의 몸을 가진 남자가 좋다. 오히려 일방적인 자기 만족을 위해 늘 몸에 대한 강박관념을 가지고 몸매 유지에 혈안이 되어 있는 몸짱 남자는 기피대상 1호다. '직업상' 어쩔 수 없이 몸을 만들고 유지해야 하는 경우라면 이해할 수 있으나, 체지방과 근선명도 유지에 집착하는 마인드로 무장한 몸짱과의 연애는 매력이 없다. 그들은 운동과 음식, 보충제 섭취 유무에 따라 지킬과 하이드를 넘나들기 때문이다. 함께 있을 땐 보고 있어도 보고 싶다고 말하는 연인 사이임에도 행여 먹는 시간을 놓치게 되거나 운동 시간을 방해 받는다 싶으면 금세 동공이 불안정하게 흔들리면서 '하이드'처럼 다른 사람이 된다. 그럴 때 그의 온 마음과 머릿속에 '연인'의 존재는 사라지고, 단백질과 탄수화물, 덤벨들이 내 자리를 채운다. 물론 제대로 운동하고 제때 단백질과 탄수화물을 넣어주면 다시 지킬로 돌아오긴 하지만, 그렇게 '몸'으로 인해 좌지우지되는 불안정한 멘탈을 가진 남자와는 사랑하고 싶지 않다. 언제나 그에게는 적어도 닭가슴살보다는 우선순위이고 싶으니까. 결국 관건은 건강한 마인드로 즐겁게 움직이는 것을 좋아하는 에너지 넘치는 남자인가의 문제다. 몸 관리도, 연애의 밸런스도 안다면, 둥글둥글 테디베어가 아니라 산타클로스 실루엣이라고 해도 멋지다.

똑똑한 자기 관리냐 강박과 스트레스냐

다이어트와 운동을 해나가는 과정 중에는 매우 자주 '똑똑한 자기 관리'와 '강박과 스트레스'의 경계선에 서는 상황을 마주하게 된다.

언젠가 드라마 〈사랑과 전쟁〉에서 '다이어트'를 소재로 한 일화를 다룬 적이 있었다. 어린 시절부터 뚱뚱한 몸 때문에 사회적인 '왕따'로 살아온 여주인공. 사내에 짝사랑하는 남자가 있었으나 그를 채간 사람은 XXL사이즈의 그녀가 아니라 XS사이즈를 입는 싸가지 없고 날씬한 동료직원이었다. 복수의 칼을 간 그녀는 피눈물 나는 다이어트로 살을 덜어내고, 완전히 다른 사람으로 변신했다. 그리고 자신의 흑역사를 숨긴 채 흠모했던 남자에게 접근, 성격이고 뭐고 그저 예쁘면 만사오케이인 그 짝사랑 남과 꿈에 그리던 결혼까지 하게 된다.

그러나 결혼생활은 순탄치 않았다. 다시 살찌면 안 된다는 강박관념에 시달리던 그녀에겐 남편, 시어머니, 가족보다도 자신의 몸무게 500그램이 더 중요했기 때문이다. 냉장고에는 생채소만 가득 채워 놓고, 시어머니가 싸 준 반찬은 모두 내다 버렸다. 자신의 몸에 무섭게 집착하면서 매일을 두려움과 압박감에 시달리며, 정상적인 결혼생활을 파국으로 몰고 갔다. 아이러니하게도 다이어트의 성공이 그녀에겐 불행의 족쇄가 된 것이다.

다이어트를 위해 운동을 하고 식단을 조절할 때 평화롭게 매진하기란 결코 쉽지 않다. 갑자기 약속이 생기기도 하고, 예상했던 것보다 일이 늦어지기도 하며, 어쩔 수 없이 밥을 먹어야 할 때와 운동을 하지 못하게 될 때도 자주 발생한다. 그러면 잘 진행하고 있던 다이어트에 태클이 걸리고, 마음대로 컨트롤할 수 없는 상황이 미치도록 짜증이 난다. 그런 환경에 스트레스를 받으며 억지로 또는 자의로 먹게 된 음식들은 족족 모두 지방이 되어 온몸 구석구석에 덕지덕지 들러붙는 기분이 들 것이다.

또는 미친 듯이 해서 살을 쫙 뺐긴 했으나, 언제까지 더 빼야 할지 도저히 감이 잡히지 않아 하루하루 괴로운 다이어트를 끌고 다니기도 한다. 다시 살이 찌면 어쩌나 하는 불안감 때문에 마음 편히 음식을 먹지도 못하고, 머릿속에는 늘 운동해야 한다는 스트레스만이 가득한 이들도 많다. 이런 과정을 거치면 사람들과 어울리는 것이 점점 싫어지고, 혼자만 있으려는 성향을 가지게 되면서 대인기피 증상이 나타날 수도 있다. 누군가와 함께 있으면 어쩔 수 없이 먹어야 하고, 운동을 못하게 될 수도 있고, 그러면 다시 몸이 망가지면서 살이 찔 테니 말이다. 심한 경우엔 자연스럽게 식이장애가 따라오기도 한다. 먹긴 먹어야 하고 먹고는 싶은데 살이 찌는 것은 싫으니 별 수 있나, 먹고 토할 수밖에. 이미 폭식증과 거식증은 전 세계적인 사회적 문제다.

나태하게 늘어져서 '에이, 오늘 못하면 내일 하지, 뭐.' 또는 '오늘 까지만 먹고 내일부턴 다이어트!'라는 희미한 태도로 일관하는 것도 좋지 않지만, 다이어트와 운동, 몸 만들기에 집착하여 '행복'을 잃어 버린 채 스스로 스트레스 제조기가 되는 것도 옳지 않다. 강박과 나태의 밸런스를 찾아가는 것이 다이어트 성공에 지대한 영향을 미친다. 나태가 아닌 여유와 너그러움, 강박이 아닌 책임감과 똑똑한 자기 관리 사이에서 아슬아슬한 줄타기를 잘하는 이들만이 평생 건강하고 멋진 몸을 가지고 살 수 있다. 당신은 현명한 다이어터인가 아니면 몸에 갇혀 사는 다이어트 괴물인가?

강박으로 나아가지 않기 위한 첫걸음은 사람들과의 어울림을 대하는 마음가짐에 대한 바른 정립이다. 다이어트 괴물이 되는 징조는 다이어트나 운동 때문에 그것이 일상과 사회생활, 인간관계에 영향을 받는지의 여부를 보면 알 수 있다. 운동을 열심히 하고 살을 빼려고 하는 투철한 의지와 노력은 좋으나 그로 인해 사람 만나기가 싫어지고, 만나는 것 자체가 괴롭지는 않은가?

목표가 무너지고 하고 싶은 일을 못하게 되었을 때 스트레스를 받는 것은 당연하지만, 어쩔 수 없는 현실이라면 적당히 순응하고 솔루션을 찾으면 된다. 편안한 마음으로 받아들이고, 실패를 자책으로 여기지 말고 최소한의 컨트롤을 한 다음, 그날 밤이나 여유가 되는 날에 두 배로 노력하는 방법이 있다. 그래야만 꾹꾹 눌러 참다가 갑자기 폭발하는 심각한 부작용을 막을 수 있다. 억누르면 억누를수록 튕겨져 나가는 법이다. 이런 경우가 잦은 사람들은 기분 좋게 배부르다는 기분을 느끼지 못하고, 먹고 나서 살이 찐다는 강박관념에 시달리다 토하게 될 확률도 크다. 다이어트가 순항하고 있는 와중에 걸린 회식, 무턱대고 피하기만 할 것이 아니라 적당한 선을 지키며 즐기고, 참는다 해도 괴로움 대신 의지가 넘치는 스스로를 자랑스러워 하자.

구렁이 담 넘어가기 신공

기분 좋은 정면 돌파도 또 다른 해결책이 될 수 있다. 구렁이가 담 넘어가듯 스르륵 상황을 모면할 수 있는 나만의 방법에 대해 심각하게 고심해볼 필요가 있다. 거듭 이야기하고 있지만, 실제로 다이어트를 하면 가장 난감할 때가 밖에서 사람들과 어울리며 먹어야 할 때다. 이런 상황이 닥치면, 먼저 지금 내게 무엇이 가장 중요한가에 대한 고민을 해본다. 현재 다이어트보다 비즈니스, 일, 인간관계 등 만남으로 인해 발생되는 후차적인 부분들이 더 중요하다면, 다이어트는 한 발 양보하고 즐거운 시간을 가지는 것이 현명하다. 가장 중요한 일과 2순위가 되어도 만회가 가능한 일을 구분하는 현명함과 판단력이 필요한 것이다.

그러나 만약 계획을 세워놓은 다이어트 기간 3개월 중 하루, 한 번이라도 어긋나면 절대 안 되는 중요한 이유가 있다면, 그때는 정면 돌파를 한다. 주변 사람들에게 미리 자신이 다이어트 중임을 알리고, 먹을 것을 정중히 사양하되 분위기를 깨지 않도록 유의한다. 집에서 싸온 다이어트 도시락을 먹거나 아예 아무것도 먹지 않으려는 것이 편할 리는 없다. 하지만 자연스럽고 기분 좋게 또 가볍게 그 분위기를 이어갈 수 있는가의 여부는 본인의 생각과 태도에 달려 있다.

보통의 다이어터들은 다함께 있는 자리에서 식사를 할 수 없을 때 표정으로 먼저 말한다. 무언가를 말하기도 전에 미안하고 민망해하면서 불편함을 조성하고 주변 사람들은 그 싸늘한 공기를 감지한다. 그러면 쭈뼛거리거나 관심 없다는 듯 이기적인 태도로 "저는 못 먹으니까 맛있게들 드세요." 아니면 "전 그냥 싸온 것 먹을게요."라고 툭 던지듯 이야기한다. 사실 이런 분위기라면 나를 제외한 다른 사람들은 먹어도 먹는 게 아니다. 못 먹는 사람의 심기를 건드리지는 않을까 눈치를 보고, 자기들끼리 맛있는 것을 먹어 미안한 마음이 들어 불편해할 것이다. 고로 그 시간이 행복하고 즐거울 수 없다. 그러니 다이어트 중이라면 자신이 먼저 위축되어 눈치 보지 말고, 주변 사람들이 최대한 편안하고 즐겁게 식사할 수 있도록 분위기를 잘 조성해야 한다. 왜 지금 자신이 먹지 못하거나 준비해온 도시락을 먹어야 하는지를 설명하고 이해시키면서 분위기 메이커의 역할을 하는 수고스러움은 감수해야 즐거운 분위기가 유지될 것이다.

"아, 정말 죄송한데요. 제가 다음 달까지 5킬로그램을 꼭 빼려고 해서 민폐지만 저는 도시락을 먹어야 하거든요. 죄송해요. 신경 쓰지 말고 제 몫까지 즐겁게 드세요! 전 다이어트 후에 오늘 못 먹은 것 폭풍 흡입하겠습니다. 하하하."

그러면 이러한 리액션들이 올 것이다.

"우리만 먹으면 미안해서 어떡해. 샐러드라도 먹어요."

눈앞의 맛있는 음식에 잔뜩 예민한 상태인 데다, 그 말에 살짝 짜증이 나고 속으로 이런 생각이 들 수도 있다.

'그 샐러드도 먹으면 안 되거든요? 전 제 도시락만 딱 먹어야 한다고요!'

하지만 계속 화사하고 쾌활한 표정을 유지하면서 대화를 주도해야 한다.

"제가 한번 손 대면 이성을 잃는 스타일이라……. 전 그냥 도시락이면 돼요. 보기에는 좀 배고파 보이고 이상해도, 나름 배불러요. 먹을 만하기도 하고요, 하하하. 눈으로는 환상적으로 맛있을 것 같은 파스타 먹고, 입으로는 소박한 이 도시락으로 포식할게요."

맛난 음식 앞에서 눈팅만 하는 것이 좋을 수는 없지만, 다른 이들이 불편해하지 않도록 배려하고 노력한다면 의외로 상황은 어렵게 돌아가지 않는다. 또 냉정하게 말하면 사람들은 생각 외로 타인에게 그리 열광적이고 지속적으로 관심을 가지지 않는다. 내가 먹든 안 먹든 초반에만 조금 신경 쓸 뿐, 10분만 지나면 본인들 먹고 마시기 바쁘다. 그러니 시종일관 모두가 내가 못 먹는 것에 대해 과민하게 반응할 것이라는 착각은 하지 않아도 좋다.

행복한 피오나, 다이어트를 위한 첫 스텝

초록괴물의 이야기, 〈슈렉〉. 괴물이 행복을 찾아가는 단순한 스토리인 줄만 알았던 1편 이후, 나는 〈슈렉〉 시리즈의 팬이 되었다. 특히 1편의 엔딩 장면이 주었던 충격과 감동은 잊을 수가 없다. 예상 가능했던 천편일률적인 마지막은, 슈렉과 피오나 공주가 잘생기고 예쁜, 멋진 왕자와 공주의 모습으로 완전히 변하는 것이었다. 그러나 이게 웬일! 그들은 원래의 뚱뚱한 초록괴물로 남았다. 날씬하고 예뻐야만 한다는 편협한 발상이 내 머릿속에도 깊게 뿌리 박혀 있었음이 부끄러웠다. 그렇게 슈렉과 피오나 공주는 외모지상주의로 똘똘 뭉친 속물들에게 일침을 가하고도 남을 사랑스러움을 보여주었다.

글래머러스한 피오나 공주는 44사이즈에 맞추기 위해, 손바닥 만

해보이는 옷에 몸을 구겨 넣으려고 무작정 굶어대는 여인네들보다 내게 훨씬 매력적으로 다가왔다. 당당함과 여성스러움을 갖추고 있는 그녀는 '내 남자'에게 헌신하고, 그에게 따듯한 사랑을 받는다. 무엇이 이보다 더 중요할까. 슈렉도 멋진 남성미의 소유자다. 낚싯대를 쭈욱 걸어두고 어떤 여자가 낚이는지 지켜보는 삶에 익숙한 미친 낚시꾼, 내 여자와 남의 여자를 구분하지 못하는 무개념들, 대체 여자인지 남자인지 분간이 안 될 정도로 나약해빠진 스타일과는 거리가 먼 상남자다. 죽을 각오로 내 여인을 지켜주며, 평생 한 여자만 바라보는 순정남이다. 슈렉과 피오나 공주는 그렇게 미(美)와 행복에 대한 기준은 자신이 만들어가는 것이라는 진리를 보여주는 커플이었다.

자신만의 아름다움을 가지는 것에 욕심을 내보자. 드럼통 같은 허리에 굵은 팔뚝이라도 스스로 아름답다 생각한다면 그것이 정답이다. 아무리 운동을 하고 살을 빼도 좁아질 수 없는 어깨와 얇아질 수 없는 허벅지를 가졌다면, 자신 있게 인정하고 당당하게 생각할 때 묘하게도 단점은 장점으로 승화될 것이다. 또 아무렴 어떤가! 내 남자, 내 여자, 사랑하는 이들과 행복하다면, 지금 모습 그대로 당신은 완벽하게 아름답다.

한 영국인 소녀의 안타까운 죽음에 대한 기사를 본 적이 있다. '살'에 대한 비뚤어진 시선은 우리나라나 유럽이나 큰 문제다. 깡마

른 몸매를 퇴출하는 등 지나친 다이어트에 대한 경각심을 강조하고
는 있지만, 10대 소녀들에겐 그다지 긍정적인 임팩트가 없다. 안나
우드라는 소녀는 무리하게 살을 빼려다 꽃 피는 5월에 심장마비로
생을 마감했다.

그녀는 170센티미터의 훤칠한 키에 평범한 체격이었지만, 스스로
를 늘 뚱뚱하다고 생각했단다. 워낙 밝고 적극적인 성격이었기에 다
이어트를 시작할 때만 해도 주변 어느 누구도 그녀에게 일어날 비극
을 예상치 못했다. 그러나 다이어트가 진행되면서 우드는 무기력해
지면서 음식을 거부하기 시작했고, 건강을 염려한 수영코치가 부모
에게 경고하기까지 이르렀다. 딸이 식사 시간마다 음식을 소매에 감
추거나 던져버리는 것을 몰랐던 부모는 섭식장애를 의심하지 못했
다. 결국 그녀는 41킬로그램까지 빠졌다. 엉덩이뼈가 드러나고 앙
상해져가자 그제야 병원에 입원했다. 4개월 정도 치료를 받고 건강
을 회복했으나, 퇴원 후 다시 몰래 다이어트를 재개했던 것이 화근
이 되었다. 음식을 먹지 않고 무리한 운동으로 몸을 계속 학대하다
가 집 앞에서 쓰러지고 만 것이다. 수술이 불가능할 정도로 약해진
그녀는 결국 심장마비로 숨을 거두고 말았다.

우드의 이야기는 섬뜩할 정도로 잘못된 다이어트와 몸에 대한 인
식을 꼬집어주고 있다. 누구나 잘못 되었음을 알고 있음에도 정작
현실에서는 자신도 모르게 불행을 자초하는 길을 걷는 이들을 대변

한다. 외모에 예민한 사춘기 소녀들을 포함해서 외모 지상주의 아래 사는 많은 여성이 자신도 모르는 섭식장애를 스스로 만들어가고 있다. 아무리 건강한 식습관과 운동을 꾸준히 하는 것이 최선의 길이라고 해도 귀담아듣지 않는다. 자신을 사랑하고 행복해지기 위한 옵션이어야 하는 다이어트가 불행을 양산하는 근원이 되어간다.

일주일 단위로 변해가는 결과를 두고 우승자를 뽑는 〈다이어트 서바이벌〉은 매 회 방송마다 누가, 얼마나, 어떻게 살을 뺐는지는 궁금해 하지만, 방송 이후에 참가자들이 어떻게 살고 있는지에 대해서는 아무도 큰 관심을 두지 않는다. 잔인한 현실을 알려주자면, 그들 중 유지하는 사람은 극소수에 불과하다. 절반 이상이 다시 원래대로 돌아간다. 오히려 다이어트 이전보다 더 살이 찌는 경우도 부지기수다. 무리한 운동으로 몸이 망가져 재활을 받기도 한다. 가장 큰 문제는 어떻게 먹고 운동하면서 일상을 유지해야 하는지 멘탈이 완전히 붕괴된다는 점이다. 두 번 다시 방송할 때처럼 할 엄두는 나지 않는다. 언제까지 그렇게 열심히 운동을 하고, 극단적인 식단을 유지하며 살 수 있을지 자신이 없다. 매 주 달라진 보여주어야 했기 때문에 자는 시간을 제외하고는 강도 높은 운동에 매달려야 했고, 무염의 닭가슴살과 채소를 씹던 참가자들은 정상인처럼 먹는 것을 즐길 수 있는 회로가 완전히 망가진 채 일상으로 돌아간다.

극심한 폭식증과 거식증, 극단적 다이어트 이후에 망가진 삶은 모두 우리 스스로가 양산한 슬픈 결과물이다. 그렇게 살고 싶지 않다면, 이제는 다이어트와 몸에 대한 강박관념에서 벗어나 철저하게 나 자신을 사랑하는 것에 집중해보자. 약물이나 수술, 강도 높은 운동과 무리한 식단으로 얻게 된 몸은 내 것이 아니다. 다이어트에 대한 비장한 계획을 세웠다면, 자기 '자신'을 사랑하고, 자신의 '몸'을 사랑하고, 다른 '이들'을 사랑하는 마음을 가지는 것이 첫 번째 단계임을 기억하자. 자기 자신에게 너도 제법 멋진 사람이라고, 꽤 섹시하다고, 지금 잘하고 있다고, 잘할 수 있다고 칭찬을 해주자!

"그거 알아요? 당신이 생각하는 것보다 당신은 최소 10배는 멋진 사람이에요."

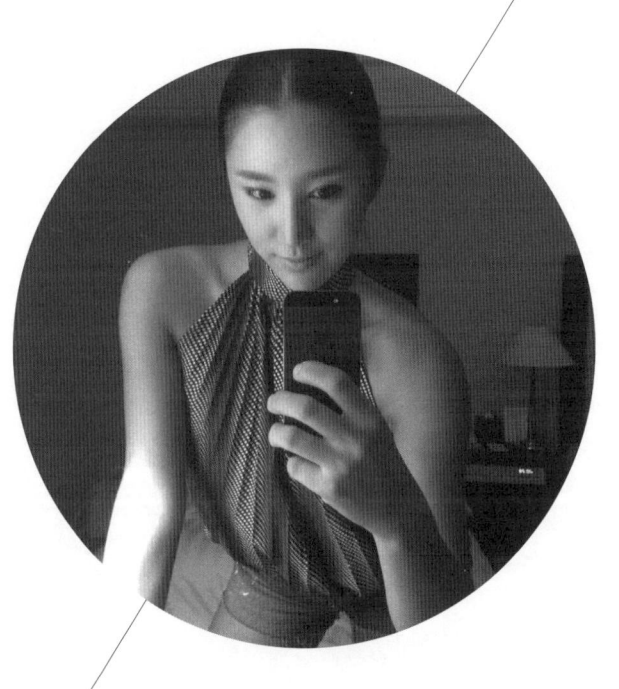

05 나의 리얼 다이어트 역사

내 인생의 첫 번째 다이어트

인생과 다이어트는 세트다. 남녀노소를 불문하고 아름다움과 건강에 대한 로망과 욕구가 충만한 이상 포기하고 살지 않는다면, 모두가 자신들 나름의 방식대로 다이어트를 한다. 조금 현명하게 자기에게 맞는 방법을 찾아냈다면 더 나은 몸을, 그렇지 못할 경우는 안타깝게도 결과가 노력과 의지에 미치지 않을 뿐이다. 내 인생도 그렇다. 오늘, 아니 지금 이 순간과 앞으로도 나는 다이어트와 밀당과 눈치게임, 맞대면을 하면서 공생할 것이다.

매번 조금씩 다르게 시도했던 다이어트를 하나하나 열거하자면 책 한 권도 모자랄 정도다. 그러나 뒤돌아보았을 때 분명 만족할 만한 결과를 얻었던 다이어트에는 과정과 노력을 통한 깨달음이 있었다.

내게 있어 인생 첫 번째 다이어트는 대학교 1학년 겨울로 거슬러 올라간다. 고등학교 때 골프를 시작해 선수생활을 하게 되었는데 모자랐던 실력을 체력으로 극복하고자 '여성성'을 과감히 포기했었다. 당장 중요한 것은 골프를 잘 치는 것이었을 뿐, 예쁘고 날씬한 것은 안중에 없었다. 엄청나게 먹고 피 터지게 운동한 결과, 나는 에너자이저처럼 지치지 않는 체력과 남자 못지않은 덩치에서 나오는 힘을 얻을 수 있었다. 바지는 평균 34사이즈에 99사이즈를 입었다. 대학교 때 학교 옆에 실기수업을 하는 연습장이 있었는데, 나는 쭉 오르막으로 되어 있는, 200미터가 넘는 그 긴 연습장의 담장을 드라이버로 넘기는 유일한 여성이었다. 아직도 동기들은 그때를 회상할 때마다 믿을 수 없다는 반응이다. 모자라는 실력을 힘으로 극복한 진정한 인간승리의 표상이었다.

그랬던 내가 갑자기 다이어트를 선언한 까닭은 대학교 1학년 2학기가 끝나자마자 찾아온 슬럼프 때문이었다. 푸른 꿈을 안고 대한민국 스포츠 및 골프계에 혁명을 일으키겠다며 열정적으로 공부하고 골프를 쳤지만, 불행히도 자리 잡지 못한 골프 학과의 분위기는 내가 기대했던 것과는 많이 달랐다. 최고 학점과 빛나는 출석률로 장학금도 탔지만, 뭔가 어둡고 끝없는 터널 속에 갇힌 기분이었다. 이대로 가다간 아까운 인생을 낭비할 것 같다는 위기감에 해결방법을 모색했다. 편입을 생각하기도 했지만 고생고생해서 만들어놓은 '골프'라는 결과물을 버리기엔 너무 아쉽고 아까웠으며, 그렇다고 딱히 골프를 전문적으로 공부할 수 있는 더 나은 학교도 없었다. 유학은 이상적이었지만, 가뜩이나 동생과 내게 시달리며 평생을 살아오신 평범한 공무원 아버지에게 더 이상 무거운 짐을 안겨드리고 싶지가 않았다. 그렇다면 과연 내 힘으로 무엇을 할 수 있을까 고통스러웠던 고민의 시간 끝에 도달한 결론이 바로 '다이어트'였다. 처음 골프의 목적도 시합이 아니었으므로 골프선수로서의 몸은 더 이상 필요치 않았다. 심플하게 골프로 인해 잃었던 나의 '여성성'을 되찾는 것부터 시작하기로 했다. 몸이 변하면 여성로서의 자신감도 돌아올 테고, 무엇을 할지는 그때 가서 다시 고민해보자고 결심한 채로.

"엄마, 나 20킬로그램 뺄 거야."

다이어트를 선언하자 엄마는 콧방귀를 뀌셨다.

"야야야, 그렇게 먹어대면서 그 덩치에 20킬로그램을 뺀다고? 말도 안 돼. 성공하면 엄마가 너 미스코리아 내보낼 거야."

그때는 몰랐다. 가끔은 말이 씨가 되기도 하는 소름끼치는 일이 일어나기도 한다는 것을. 행동실행에 있어서는 타의 추종을 불허하는 LTE급 스피드를 자랑하는 나는, 가장 먼저 집 근처에 있는 작은 헬스장을 찾아가 등록을 했다. 무작정 운동하기는 내가 가장 쉽게 시작할 수 있는 방법이었다. 당시 헬스장에 있던 수동 런닝머신으로 주구장창 걸었다. 거의 모든 헬스장이 모터가 돌아가고 TV가 나오는 최신 런닝머신들을 갖춰놓은 지금과는 달리 그때 내가 다녔던 헬스장에는 수동뿐이었다. 말 그대로 발을 움직이지 않으면 멈춰버리는, 오랫동안 하고 있으면 마치 달구지를 끄는 소가 된 기분을 느낄 수 있는 운동기구였다. 30분은 1시간이 되고, 1시간은 곧 2시간이 되었다. 그러면서 틈틈이 헬스장 관장님에게 귀가 솔깃한 다이어트 정보들을 입수, 내 몸의 마루타화를 병행했다. 처음엔 탄수화물을 줄이고 단백질을 늘리는 식단을 짰다. 두부, 고기와 생선을 비롯한 각종 남의 살들과 채소, 과일, 이 세 가지가 내가 3개월간 먹었던 음식의 전부였다. 밥이나 밀가루, 단 것은 단 한 입도, 쌀 한 톨을 한 번도 먹지 않고 자는 시간을 제외하고는 운동만 했다.

살을 덜어내는 과정은 결코 쉽지 않았다. 나는 급기야 새벽 4시에 파카 두 벌과 땀복 바지를 껴입고 헬스장 문을 열기에 이르렀다. 공복으로 유산소운동을 4-6시간 하고, 토마토 주스를 한 잔 마신 뒤에 이어서 바로 작은 덤벨을 가지고 3-4시간 동안 부분 운동을 했다. 누워서 다리를 들었다 내렸다 하는 힙업 운동이나 허벅지를 슬림하게 해주는 동작을 하루도 빠짐없이 한 쪽 다리에 1,000번 이상씩 반복했고, 집에 돌아와 고기와 채소를 먹은 뒤 잠시 쉬었다가 저녁 때 다시 헬스장으로 나섰다. 잠을 자려고 누우면 눈앞에 별이 보이고 당장 내일 아침에 어떻게 운동을 해야 할지 까마득했던 적이 한두 번이 아니었다. 이러다 내일 죽는 것은 아닐까 생각한 적도 있을 정도였다. 그렇게 하루도 빠짐없이 새벽 4시에 발딱 일어나 바로 나갈 수 있게 머리맡에 옷도 미리 준비해 놓고 잠자리에 들었다.

식단도 스스로 공부하고 연구해서 나름 현명하게 변형시켜 나갔다. 점차적으로 과일의 양은 줄이고, 채소를 늘렸으며, 단백질은 부족하지 않게 먹었다. 재밌는 사실은 그 당시 다이어트를 하면서 단 한 번도 닭가슴살은 먹어본 적이 없다는 것이다. 다이어트 하면 바로 떠올리는 필수품목인 닭가슴살 대신, 돼지고기를 그렇게 많이 먹었다. 삼겹살, 목살, 족발, 보쌈 가리지 않고, 폭풍 흡입을 했다. 다이어트 기간 동안 내 뱃속으로 사라진 돼지의 수가 과연 몇 마리나 될까? 다이어트 막판에 가까워가면서는 달걀흰자와 두부, 참치로 대체해서 먹었다. 한창 다이어트 중이던 크리스마스이브, 남자 친구는 혼자 초코 케이크에 불을 붙이기도 했다. 그 앞에서 나는 조금의 유혹도 느끼지 않고, 자연스럽게 싸가지고 온 달걀흰자를 꺼냈다. 그 해 나의 겨울은 무언가 한 가지를 향해 돌진하고 있다는 뿌듯함과 짜릿한 고통으로 충만했다.

그렇게 3개월이 흘렀다. 인생의 최저 몸무게인 49.5킬로그램을 찍었던 날, 나는 그제야 거울 속에 내가 앙상할 정도로 말랐음을 깨달았다. 옷을 벗으면 갈비뼈가 튀어나올 정도였다. 청바지 25사이즈가 쑥 들어가는 경이로운 체험도 했다. 더 이상 G브랜드의 면바지를 입을 수가 없게 된 나를 지켜본 엄마는 내 뒷모습이 하루가 다르게 흑흑 줄어갔다고 증언했다. 온전한 반 토막의 비주얼로 새학기 첫 등교를 했던 날, '야!'와 가벼운 욕이 호칭의 주를 이루었던 남자동기들에게 어색한 존댓말도 들었다.

막무가내로 시작했던 다이어트, 그 성공은 자연스럽게 내 인생에 '미스코리아'라는 전환점을 가져왔다. 미스코리아에 나가기 위해 살을 뺀 것은 아니었지만, 어쨌든 다이어트로 인해 삶은 소용돌이처럼 한순간에 바뀌었다. 만약 내가 그해 겨울, 정신 나간 애처럼 8시간 동안 러닝머신 위를 걷는 대신 실망스러운 대학생활에 무기력과 우울함에 빠져 TV 앞에 퍼질러 앉아 과자봉지를 뜯었다면, 과연 지금의 나는 어떤 모습이 되었을까.

첫 번째 다이어트를 되돌아보며 나 스스로도 가장 칭찬해 주고 싶은 것은 어마어마한 운동량도, 독하게 지킨 식단도 아니다. 이 글을 읽는 당신은 좀 더 디테일하게 어떻게 먹었고, 어떤 운동들을 했는지 묻고 싶을 테지만, 내가 다이어트에 성공할 수 있었던 근본적인 힘은 다름 아닌 '간절함'이었다. 현실의 돌파구를 찾지 못하고 방황하게 될 것이 두려웠던 나는 오직 단 하나, 무조건 다이어트만은 성공해야 한다고 항상 의지를 다졌었다. 성공이 아니면 다른 결과는 상상도 못했던 그 겨울을 아직도 나는 잊을 수가 없다. (지금 생각

해보면 그 초인적인 면이 어디에서 나왔는지 의아하다. 다시 하라고
한다면 글쎄……)

 왜 살이 그렇게 빠질 수 있었는가를 곱씹어보았을 때 찾을 수 있
는 두 번째 해답은 '운동'이다. 단기간 감량이 건강에 무리를 주진
않았는지 다이어트가 마무리된 직후, 병원에 가서 검사를 했었다.
다행히 아무 문제 없이 건강했다. 굶거나 음식을 가지고만 장난치
는 다이어트를 하게 되었을 경우 찾아오는 근육량의 대거 손실, 뼈
의 이상, 호르몬 불균형 등의 증상을 전혀 찾을 수 없었던 이유는 운
동을 병행했기 때문이었다. 병행했다고 말하기엔 지나치게 어마어
마한 운동량이었고, 지금 돌아보면 잘 몰랐기에 효율적인 방법 대신
무식하게 밀어붙이는 쪽을 택한 것 같다. 하지만 우리 몸이 참으로
단순하고 정직하다는 사실을 나는 뼈저리게 깨달을 수 있었다. 움직
이면 움직이는 만큼 몸은 달라졌으니까. 산만 하던 덩치가 확 줄어
드는 느낌, 하루가 다르게 수척해가는 그 기분 좋은 경험은 운동량
과 비례했다. 당시 어떤 힘으로 공복에 수동 런닝머신을 4시간 이상
씩 할 수 있었던 것일까? 새벽 4시, 그 차가운 공기가 감도는 시간에
헬스장 문을 열고 들어가던 내 모습이 아직도 눈앞에 훤하다. 책을
읽으며 운동하는 날에는 하루에 적어도 2권은 독파했으니, 다이어트
는 내 지적 성장에도 도움을 준 셈이다.

두 번째 다이어트, 미스코리아

첫 다이어트의 대대적인 성공 이후의 미스코리아 당선은 평범했던 체대생에서 정체불명, 애매모호한 사회생활 속으로 나를 밀어 넣었다. 방송 등 여러 가지 활동을 하게 되면서 자연스럽게 몸매 유지는 당연한 의무와 책임이 되었다. 그러나 모든 문제와 불행(?)의 씨앗은 내가 미니 사이즈로 태어나지 않았다는 사실이었다. 지금은 큰 축복이라 여기는 나의 장점들이 20대 초반의 정아름에게는 그저 괴로움이었다. 일단 미스코리아들은 대부분 미니 사이즈로 타고나지 않았다. 개로 비유하는 것은 좀 웃기지만, 타고나길 치와와로 태어난 것이 아니라 코커스파니엘이나 스탠다드 푸들로 태어난 것이다. 키도 골격도 평균적인 대한민국 여성들보다는 크되 그 안에서 좀 더 틀이 좋고 미모라는 옵션을 더 가진 조건을 선발하는 셈이다.

하지만 방송을 장악하고 있는, 소위 어여쁘다 칭송받는 여자 연예인들은 우리와는 애초부터 사이즈가 다르게 태어난 사람들이다. 카메라의 특성상 마르면 마를수록 또 작을수록 화면이 잘 받고, 브라운관을 통해 비춰진 모습을 보는 대중들 역시 미니 사이즈에 대한 선호도는 높을 수밖에 없다. 그래서 타고나길 치와와로 태어나지 않은 코커스파니엘들에게는 방송이 그리 편하지만은 않다. 지금은 보는 눈과 취향이 많이 바뀌어서 나아졌지만, 10년도 더 된 그때는 어쨌겠는가. 나는 다이어트를 성공했으며, 좀 더 탄탄한 몸에 대한 로망이 있었음에도 더 많은 다이어트 강박관념에 시달리며 스트레스를 받아야만 했다. 가뜩이나 미니 사이즈도 아닌데 다른 미스코리아들보다 근육도 많고 몸의 굴곡도 많은 나, 살이 찐 것이 아닌데도 살이 쪘다고 느껴야 하는 현실 속에서 수없이 많은 갈등을 했다. 그 당시 내가 사용했던 다이어트법이 그리 올바르지 못했음은 당연한 일이다.

우선 근 10년이 넘게 내가 지도했던 사람들과 내 다이어트법은 일치하지 않았다. 올바른 식습관과 운동을 병행해야 하며 다이어트를 원할 시에는 서서히 그러나 효과적으로 변화될 수 있는 식단을 알려주면서도 정작 내 자신의 다이어트는 그렇게 할 수 없었다. 방송에 맞는 몸을 맞추기 위해 고군분투하느라 조급했고 초조했기 때문이다. 그때 내가 종종 사용했던 방법이 길고 주기적으로 이어졌던 두 번째 다이어트였다.

좀 더 줄여야겠다 싶으면 먼저 인고의 첫 번째 다이어트 때 사용했던 공복 유산소운동부터 시작했다. 해본 이들은 알겠지만, 사람은 참으로 간사해서 한 번 안하게 되면 다시 시작하기가 그렇게 힘이 든다. 하지만 "시작이 반이다."라는 말처럼 며칠 꾹 참고 반복하다 보면 언제 괴로웠냐는 듯 의외로 다시 잘 적응한다. 가기 싫어질까 봐 이번 다이어트에서도 역시 옷과 운동화를 머리맡에 두고 잠든 뒤 일어나자마자 집 근처 가장 가까운 헬스장으로 달려갔다. 신문을 읽으면서 한 시간가량 유산소운동 그리고 미용체조식의 부분 운동을 한 시간에서 한 시간 반을 한 뒤, 샤워를 하고 집으로 돌아와 프로틴 스무디를 만들어 먹었다. 두유 100밀리리터를 넣은 프로틴스무디 한 잔이 아침식사인 셈이었다. 그러고 나서 2-3시에 그날의 유일한 한 끼를 먹었다. 오로지 단백질과 채소로만 구성된 식사였다. 양의 제한은 없었지만, 의외로 많이 먹지 못했다. 고기를 구워먹기도 했지만, 주로 연어만 먹었고, 곁들인 것은 식초를 넣은 간장 정도였다. 그 외에 다른 양념이나 염분은 전혀 없었다. 그렇게만 먹고 아침마다 매일 많은 양의 운동을 반복하니 살이 안 빠지고 배기겠는가. 이렇게 바짝 말리는 임시방편식 다이어트를 오랜 시간 반복했다. 물론 이런 다이어트 방식은 근육도 빠지게 해서 궁극적으로는 기능이 향상되는 몸을 만들어주진 못했다. 몸 상태는 쭉쭉 말랐지만, 결국 내 몸은 어쩌면 제자리걸음만을 하고 있던 셈이다. 그러나 이 다이어트의 결과는 늘 만족스러웠고, 또 지금 실시한다고 해도 만족스러울 것이다.

공복에 지나친 운동을 하는 것과 탄수화물을 극도로 제한한 식단은 바람직한 다이어트가 아니다. 그러나 그럼에도 나는 두 번째 다이어트에서도 분명히 얻어야 할 부분들을 찾았고, 다이어트를 원하는 모두에게 좋은 작용을 할 수 있으리라 확신했다. 그것은 바로 주기적으로 이뤄지는 대대적인 다이어트의 필요성이다. 내가 일상생활을 하다가도 관리가 필요하다 싶을 때 느슨해진 고삐를 다시 당겼

듯이 살다 보면 유지해왔던 균형이 깨지거나 모멘텀이 필요한 순간들이 찾아온다. 방심하고 즐기다 보니 어느 날 확 쪄 있는 나 자신을 거울 속에서 발견했을 때나 특정한 일을 앞두고 반드시 변신한 모습을 보여주고 싶을 때 등등 스스로 얼마든지 변화와 긴장의 이유를 찾을 수 있는 일들은 많이 있다. 1년에 한 번 또는 분기별로 한 번 정도씩은 마음을 굳게 먹고 대대적인 다이어트에 들어가는 것은 적당하고 즐거운 긴장감을 주며, 노력과 목표 달성에 대한 책임의식을 가질 수 있게 해준다. 마치 내가 특정 방송이나 쇼, 광고촬영이 잡혔거나 마음 편히 지내다가 옷이 타이트해짐을 느꼈을 때 바로 즉각적인 효과를 볼 수 있는 다이어트에 들어갔듯이 평범한 일상 속에서도 그러한 변화의 스타팅 포인트를 정해서 노력해보길 권한다.

또 하나의 교훈은 어쨌든 먹는 것보다 움직이는 양이 더 많으면 빠질 수밖에 없다는 진리였다. 생각해보자. 하루에 제대로 된 고체 음식은 달랑 1번 먹는다. 그나마 한 번은 얼음을 잔뜩 넣고 간 프로틴 스무디고, 나머지는 물로 배를 채운다. 그런데 운동량은 아침 2-3시간을 웃돈다. 마르지 않고 배기겠느냐 말이다. 간혹 "전 먹는 것도 없는데 살이 쪄요." 아니면 "물만 먹어도 쪄요."라며 한숨을 쉬는 이들을 보게 된다. 그럴 때마다 내가 늘 하는 말이 있다. 지병이 있는 것이 아닌 이상은 그럴 수 없다고. 먹는 것이 있으니까 찌는 것이고, 물 말고 다른 것도 먹으니까 찌는 거라고. 실제로 해보면 안다. 왜 그럴 수밖에 없는지.

마지막으로 얻은 교훈은 단백질과 탄수화물에 대한 깨달음이었다. 첫 번째 다이어트를 하면서도 3개월 이상 오랫동안 몸으로 체험했고, 또 학교에서는 체대의 특성상 공부를 했기에 알고는 있었지만, 직접 몸으로 단백질과 탄수화물의 작용에 대해서 느껴 보면 또 기분이 다르다. 왜 탄수화물이 몸에 에너지를 주는 영양소인지, 단백질이 조직을 형성하는지 몸으로 느낄 수 있고, 많은 이들이 오해하고 있는 부분인 '고기를 먹으면 살이 찐다.'가 얼마나 어리석은가도 뼈저리게 깨닫게 된다. 탄수화물을 넣어주지 않는 다이어트를 하면 몸은 더 말라간다. 써야 할 에너지가 없기에 근육을 분해해서 쓰기 때문이다. 칼로리와 지방이 낮은 연어와 거의 무염에 가까운 생채소만 먹었으니 살이 빠지는 건 당연한 것이다. 이런 방식의 다이어트로 나는 체육과학적인 이론에는 부적합하지만, 방송용에는 적합한 마른 듯한 몸을 만들 수 있었고, 지금도 여차하면 종종 사용한다.

　운동에 대해서도 그렇다. 방송을 할 때는 무조건 내 몸을 말려야 했기에 운동 자체도 계속 그런 방향이었다. 공복 유산소운동을 과하게 하면 체지방분해를 넘어서 근육까지 빠지게 되고, 그런 상태에서 미용체조식 스트레칭까지 무한 반복하니 몸은 가늘어졌다. 그러나 한 가지 확실한 것은 나이가 들수록 이렇게 막무가내식, 임시방편의 방법들이 먹히지 않는다는 사실이다. 어릴 때야 신진대사도 원활하고 체력도 가능하지만, 한 살 한 살 더 먹어갈수록 지속하기는 힘들어진다.

세 번째 다이어트, 닭과 고구마

방송에서 우스갯소리로 종종 했던 말은 사실이었다. 다이어트를 위해 진심 합법이 아닌 것과 똥, 기생충을 빼고는 다 먹어보았고, 남을 해하지 않는 방법과 수술 외에는 다 해봤다고. 그래서 굳이 몇 번째 다이어트라고 나누는 것은 의미가 없지만, 그래도 가장 최근에 했던 방식을 꼽으라고 한다면 2012년 6개월간 실시했던 선수식 다이어트다. (내가 했던 방식이 온전히 선수들의 다이어트라고 하긴 힘들다. 그렇지만 비슷한 점이 굉장히 많기 때문에 편의상 선수식 다이어트라고 칭하겠다)

뭔가 대대적인 몸 만들기에 도전하고 싶었다고 말하며 다이어트를 시작했지만, 겨울이 끝나갈 무렵 다이어트에 돌입한 이유는 살이 더 붙으면 내 스스로의 제한선에 걸릴 것 같다는 불안감 때문이었다. 또 새로운 방식의 다이어트가 궁금하기도 했다. 방식은 간단했다. 닭가슴살 100그램, 고구마 100그램을 세 시간 간격으로 먹고, 하루에 웨이트 트레이닝을 두 번했다. 먹을 수 있는 것은 닭과 고구마, 물과 아메리카노가 전부였다. 내게는 진정 신세계이자 지옥이었다. 100그램이 어느 정도인고 하니, 손 큰 사람들은 한 입 거리로 입 안 가득 넣고 우물거릴 정도의 양밖에 되지 않는다. 그 양을 끼니로 먹으면 희한하게도 먹고 있는데도 배가 고프고, 먹었는데도 배가 더 고파지는 이상한 경험을 하게 된다. 그러면서 웨이트 트레이닝을 한 시간에서 한 시간 반 시행했고, 끝나자마자 또 같은 시간만큼의 유산소운동까지 병행했다. 늘 입에 '배고파'를 달고 살았다.

운동할 때를 제외하고는 시계를 바라보며 언제 밥시간이 오나 좀비 같은 눈으로 멍 때리는 일상을 보냈다. 물도 하루에 무조건 2리터를 넘게 마셨다. 그래서 늘 화장실 근처에 있어야 했는데 방송촬영을 할 때는 마이크를 늘 차고 있었기에 화장실을 갈 수 없어 괴로웠다. 닭가슴살 다이어트는 내가 선호하는 종목이 아니었으므로 괴로움의 연속이었다.

게다가 나를 더 미치게 했던 것은 단조롭지 않은 스케줄이었다. 늘 변수와 변동이 많았고, 약속과 출장 등의 폭풍 같은 일상 속에서 세 시간 간격으로 무조건 먹고, 운동시간까지 지켜야 한다는 압박은 점점 더 패닉상태로 빠져들게 했다. 나는 집착이 강하고 마음먹은 대로 무언가가 되지 않으면 극도의 스트레스를 받는 매우 안 좋은 성향의 소유자다. 이때의 다이어트 방식은 나의 폭력성과 강박관념을 최상으로 끌어올렸다. 식욕을 참는 것은 어느 정도 익숙해졌고 견딜 만했으나, 세 시간마다 식사 시간을 맞춰야 한다는 생각에 꽂히면서 일을 하는 것이 가장 큰 스트레스였다. 미팅을 하다가도 밥시간이 되면 "저 잠깐만 화장실 좀……." 하고 살짝 나가서 화장실에서 은박지에 싸 온 닭가슴살과 고구마를 먹고 다시 들어갔다. 그러다 보니 때론 냉동실에서 꺼낸 지 얼마 안 된 언 닭가슴살을 썹어

삼킨 적도 있었다.

시간을 지켜서 먹고, 운동을 두 번 하기에도 하루는 빠듯하다. 그 와중에 사람들을 만나고 이런저런 일도 하다 보면 정말 지칠 수밖에 없다. 나는 자연스럽게 어떠한 이유에서든 사람들을 만나기가 싫어졌고, 웬만한 일에도 의욕이 생기지 않았다. 그냥 변수 없이 운동하고 먹고 빨리 자고 싶기만 했다. 하지만 사회성이 낮아지고 스스로 고립을 즐기며 원하게 된다는 것은 참으로 마이너스적 요소라는 것을 알게 되었다. 여러 가지 부작용에도 살은 쭉쭉 빠졌다. 이전에 한 번 먹지 않으면서 무식하게 운동했던 방식과는 다르게 근육량은 늘면서 몸이 줄어들기 시작했고 빠지는 속도도 아주 균일했다.

다이어트의 후 폭풍, 미친 폭식

미쳐가고 있음이 극도의 공포로 다가왔던 사건은 다이어트를 지속하던 도중, 내 생일에 일어났다. 2012년 3월 24일의 전날에도 나는 다이어트 중이었고, 그 전 2주 동안은 일주일에 한 번 먹던 자유식조차 끊고, 식단만 유지하며 달리는 중이었다. 함께 운동하던 선생님이 말했다.

"아름샘, 내일은 생일이니까 하루 드세요."

비가 왔던 그날, 나는 케이크며 쿠키 같은 달달한 선물들을 꽤 받아서 집으로 돌아왔다. 밤늦게 문상까지 다녀왔던 터라 완전히 체력이 방전된 상태로 침대에 쓰러졌다. 12시가 넘어 24일, 생일로 넘어가 4시간이 경과했던 새벽 4시, 심봉사가 눈 뜨듯 벌떡 일어났다. 그리고 몽유병 환자처럼 선물 받은 달콤이들이 쌓여 있는 방구석으로 돌진했다. 쿠키를 뜯어서 한 입 베어 문 순간, 아! 판도라의 상자가 열렸다. 식욕을 컨트롤하는 신경이 마비되면서 그간 참았던 무언가가 터졌다. 원래 어릴 때부터 단 것을 그리 좋아하지 않아 어른이 되어서도 남자 입맛에 가까웠던 나는, 다이어트 이전에는 그다지 단 음식이 먹고 싶다는 생각을 하지 않고 살았다. 그런데 몇 주간 다이어트를 지속하면서 쌓였던 스트레스와 완전히 고갈된 무언가가 단 음식만을 미치도록 끌어당겼던 것이다. 새벽 4시를 시작으로 밤 11시까지 정말이지 단 것만 먹었다.

그날 먹은 음식의 리스트를 간략히 써 보면, 케이크 중간 크기 한 판, 쿠키 한 상자, 조각케이크 4조각, 통에 든 아몬드 초콜릿 2통, 퍼먹는 아이스크림 1통, 떡, 소포장된 제과점 쿠키, 과자 두어 봉지, 초콜릿바 정도도. 그때를 떠올리며 키보드를 치고 있는 지금, 너무 달아서 토할 것 같은 이 모든 것들을 하루 동안 어떻게 혼자 다 먹었는지 미스테리다. 먹고 자다 일어나서 또 먹고 다시 자고 먹기를 반복한 생일날이었다.

다음 날, 정확히 3킬로그램이 늘었다. 대체 얼마나 먹은 거냐며 운동파트너 선생님에게 놀림을 받으면서 일주일간 원상 복구하느라 죽을 뻔했다. 이때의 다이어트가 내게 준 교훈 역시 소중하고, 이는 더욱 내 직업에 큰 힘을 실어주었다. 먼저 일반인들에게 있어 과연 어떠한 다이어트가 맞느냐에 대한 갈등을 더욱 심층적으로 하게 만들었다. 내가 했던 방식이 지나치게 타이트한 건 맞지만, 대중들이 접하는 TV프로그램의 서바이벌 방식이 바로 이런 스타일이다. 정해진 시간에 빨리 빼는 모습을 보여줘야 하니 방법이 있는가. 이렇게 먹고 운동도 하루에 두 번씩 미친 듯이 하면서 안 빠지는 것은 말도 안 되는 일이다. 효과도 빠르다. 그러나 부작용은 정상의 범주를 벗어나기 쉽다는 점이다. 다이어트 서바이벌 프로그램에 참가했던 여성이 들려준 일화다.

"샘, 있잖아요. 얼마나 미치느냐 하면 단 게 너무 먹고 싶으니까 샐러드를 받으면 드레싱 있잖아요. 그걸 받자마자 냉동실에 얼려요. 그래서 나중에 셔벗처럼 퍼먹어요. 얼마나 맛있는데…… 그것도 못 먹어서 안달이라니까요."

사회생활을 하면서 인생에 장기적으로 행복과 건강이라는 요소를 반드시 포함시켜가야 하는 이들에겐 오직 몸만을 위해 단기간 극단적인 방식으로 먹고 운동하는 다이어트는 그 자체가 불가능하다. 또설령 가능하다 해도 지속할 수 있는 방법이 없다. 그리고 참고 견디는 와중에 스트레스가 쌓이고, 먹는 것을 줄이고 시간을 지키고 조절하고 있으면서도 스스로 식욕을 컨트롤하는 능력은 점점 더 상실된다. 꾸역꾸역 버티고 참다가 빵 터지기를 반복하면서 심해지면 식이장애까지 찾아온다. 진정 멋지고 건강하고 아름다워지고 싶다면, 2주일간 건드리면 금방이라고 할퀼 것 같은 독이 오른 고양이처럼 예민해서 운동과 식단 지키기에만 꽂혀 살다가 치즈케이크 한 판을 혼자 다 퍼 먹는 사람이 되어선 안 된다. 한 조각을 앞에 두고 먹고 싶으면 한 입 먹고, 매력적인 미소를 머금고 사람들과 대화에 집중하며 우아하게 아메리카노를 마실 수 있는 사람이 다이어트를 지배할 수 있다. 과연 나는 어떤 방법으로 똑똑하게 내 삶과 밸런스를 맞추며 다이어트를 할 수 있을지 진지하게 고민하고 노력해야 한다.

운동과 몸에 대해서도 많이 느끼고 배울 수 있었다. 그간 근육도 다 빼버리는 자칭 브라운관용 비효율적인 운동법만 쓰다가 진짜 근육을 만들면서 지방을 줄이는 방식의 다이어트 체험은 소중했다. 많은 이들은, 특히 여성들은 근육을 덩치로 착각한다. 근육이 생기면 우락부락해지고 몸이 커진다고 오해하기 때문에 근본적으로 몸의 시스템을 끌어올리고 탄력을 더하는 방식으로 운동하지 못하고, 이전의 나처럼 그냥 무작정 말리기만 한다. 하지만 실제로 식단이 뒷받침된 상태에서의 하드코어 운동은 조직을 재구성해서 탄탄하면서도 마른 몸을 선물한다. 너도 나도 선망의 대상인 마른 근육을 만들어주는 것이다. 그래서 직접 몸으로 체험을 해보면 몸무게에 대한 집착이 얼마나 부질없는 것인지 확 느끼게 된다. 근육은 분명 지방보다 훨씬 무겁고, 고로 지방이 많이 빠지더라도 근육량이 늘어나면 당연히 체감하는 것보다 몸무게가 줄어드는 속도는 느리다.

단언컨대 근육량이 늘어야 체지방이 줄어들고, 근육량이 제대로 늘어나야 몸이 축소되면서도 쫀쫀하게 밀도가 높아지는 것을 느낄 수 있다. 조명 아래서 보면 움직일 때마다 잔근육이 보이고 볼도 홀쭉해진 것을 볼 수 있을 것이다. 그러면 운동이 더욱 재미있어지고, 몸이 변해가는 과정도 더욱 흥미로워질 것이다. 거울을 보며 티셔츠를 들고 셀카도 찍고 싶어진다. 여성들이 두려워하는 아둔하고 커 보이는, 이른바 근육돼지는 웨이트 트레이닝을 해서 몸이 커진 것이 아니라 다이어트가 병행되지 못해 근육 위에 지방이 덮인 것뿐이다. 체중이 아닌 비주얼, 부피는 줄이면서 밀도를 높이는 다이어트와 운동이 주는 엄청난 효과를 체험한 후, 나는 그동안 머릿속으로만 알고 있던 것들을 재확인하면서 공부하는 소중함을 얻었다. 다시 한 번 강조하건대 근육과 체지방, 아름다운 몸과 탄력에 대해 재정립하라. 그러지 않으면 당신의 다이어트는 늘 괴로운 절식과 고통스러운 운동에서 벗어나기 힘들다.

나는 이제 완벽한 30대에 접어들었고, 내 직업은 보이는 것에 끊임없이 예민해야만 한다. 그러면서도 나는 자신을 위한 행복과 일상의 여유를 포기하긴 싫다. 그래서 다이어트는 내게도 힘겨운 여정이고, 늘 풀지 못하는 과제다. 매일 갈등하고 참고 무너지고 다시 복구하는 챗바퀴 도는 삶을 산다. 그래서 이 책 한 권에 한 가지 방식으로 절대적 해답을 찾을 수 있다는 거짓말을 할 수가 없다.

오늘 아침에도 라떼를 두 잔이나 마셨다. 글을 쓰면서 도저히 카페인의 힘을 빌리지 않을 수 없었고, 감미료를 넣긴 했지만 달달한 라떼의 유혹을 참을 수가 없었다. 그래서 나는 또 헬스장에 갈 것이고, 가서도 또 다시 갈등을 하리라. 브라운관용의 가는 몸을 만들어야 하나 말아야 하나에 대한 고민 앞에서 한참을 생각하겠지. 해답은 나 자신만이 찾을 수 있다. 한 가지 확실한 것은 나와 당신의 다이어트의 장기적인 목적은 단순한 비주얼이 아닌 건강한 삶을 위한 솔루션이 되어야 한다는 것뿐이다. 아, 이 죽일 놈의 다이어트.

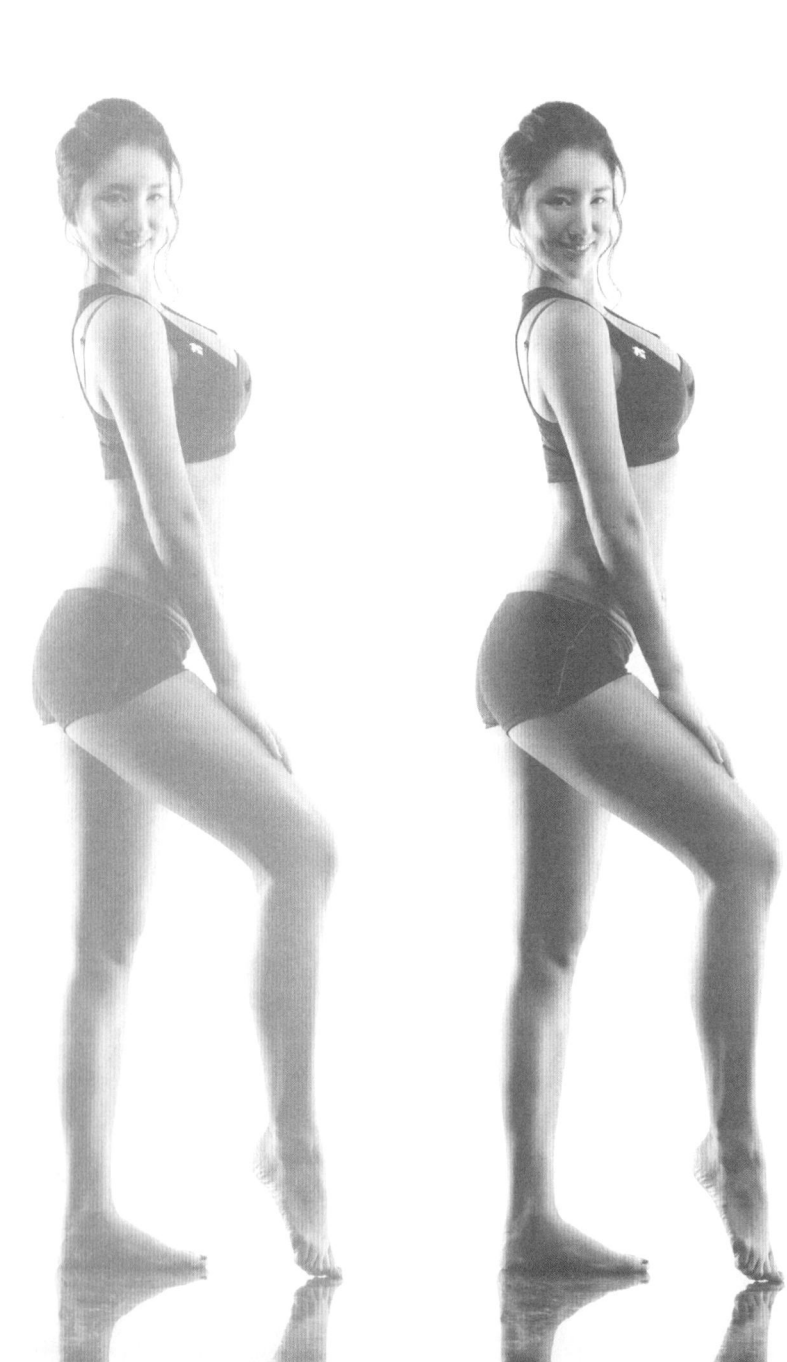

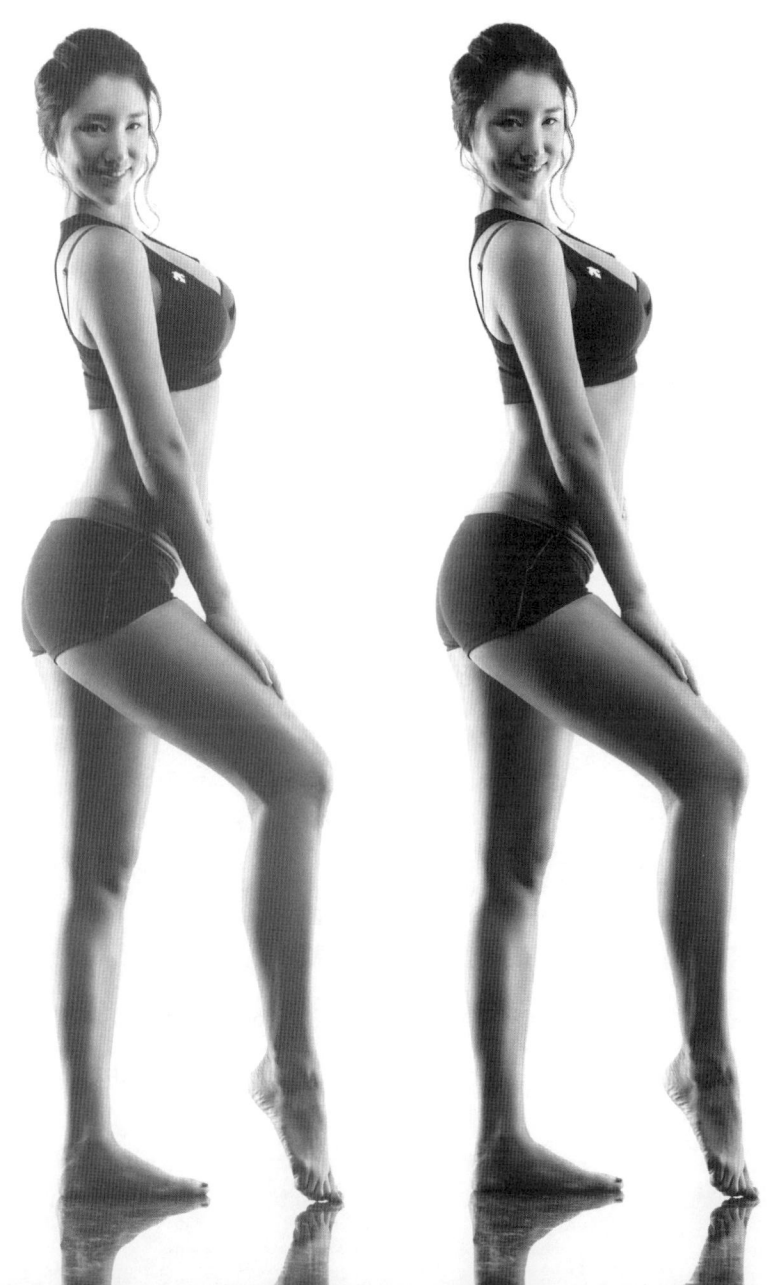

06 식욕과의 전쟁

킬러푸드의 유혹

불행하게도 누구에게나 절대 끊을 수 없는 '킬러푸드'가 있다. 많이 먹으면 안 된다는 것을 알면서도 자주 생각하고, 한번 손을 댔다 하면 컨트롤이 불가능한 마성의 음식들. 그리고 그것들은 꼭 살이 찌게 만든다는 공통점도 있다. 내 경우 최근에는 좀 덜해졌으나, 견과류가 그렇다. 단 것이나 간식을 좋아하진 않는데 희한하게 견과류만 앞에 있으면 사족을 못 쓴다.

2년 전까지 동네에 '보람슈퍼'라는 이름의 작은 구멍가게가 있었다. 일주일에 세 번은 보람슈퍼에 도장을 찍었는데, 이유는 바로 그곳에서만 살 수 있었던 미제 믹스너트 때문이었다. 파란 바탕에 스타일 좋은 땅콩이 웃고 있는 믹스너트, No 땅콩스페셜 버전(?)은 오직 보람슈퍼에서만 팔았다. (보통의 믹스너트에는 땅콩이 반이고, 흔하게 볼 수 있는 견과류는 호두나 아몬드, 기껏해야 캐슈너트 정도다) 스트레스를 받거나 뭔가 허전할 때면 보람슈퍼로 달려가 문제의 킬러 푸드를 구입했다. 뚜껑을 열고 은박을 뜯으면 버라이어티한 모양을 자랑하는 견과류들이 '날 잡숴 봐.' 하고 말하는 것 같았다. 처음 손을 댈 때는 항상 이렇게 마음먹었다.

'그래, 제일 큰 녀석들만 골라먹고 나머지는 다음에 먹자.'

요기조기 헤쳐가며 골라먹는 재미도 쏠쏠했다. 그렇게 처음 목표로 했던 아이들을 먹어치우면 마음이 약해졌다. '기왕에 먹었으니 마카다미아만 마무리하자.' 이렇게 되면 사실 게임오버다. 어느새 정신을 차리고 나서 보면, 항상 믹스너트 한 통은 바닥을 드러내곤 했다. 거의 2,500칼로리에 육박하는 양을 게 눈 감추듯 먹어치우고서 또 다시 폭풍 후회와 함께 끼니를 굶고 미친 듯이 운동을 해 가까스로 사태를 수습하는 수순을 반복했다. 지금은 그 슈퍼가 없어졌다. 대형마트와 편의점들이 우후죽순 생겨나면서 그 틈바구니에서 살아남지 못했음은 안타깝지만, 개인적으로 보자면 내겐 참 다행스러운 일이다. 아마 아직까지 보람슈퍼가 있었다면, 나는 믹스너트를 열심히 즐긴 대가로 얻은 옆구리 살을 부여잡고, 격일로 후회를 거듭하며 살았을지도 모른다.

킬러푸드 앞에서 폭발하는 식욕과 그 앞에서 나약해지는 나 자신을 대면할 때면 언젠가 어떤 책에서 읽은 내용이 떠올랐다. 역사적으로 성공했다고 이름난 이들의 대부분이 식욕만은 컨트롤하지 못해 힘겨워했거나 맛있는 음식을 즐겼던 미식가였다는 사실! 성욕과 더불어 지극히 본능적인 욕구인 식욕은, 의욕이 넘치는 이들이 삶에 대한 애정과 의지만큼 강하다는 뜻이란다. 성공한 이들 중엔 바람둥이도 많고, 미식가, 대식가도 많으며 다이어트를 실패한 경우도 많다. 오프라 윈프리가 대표적인 예라고 볼 수 있다. 자신의 이름을 내 건 토크쇼와 함께 많은 이들에게 희망과 따스함을 전해주는 아이콘인 그녀도 다이어트만은 정복할 수 없었다. 쪘다 빠졌다를 반복하고, 결국 다시 운동과 식이요법으로 돌아가 복구하기에 여념이 없는 그녀의 눈물겨운 다이어트 이야기는, 정말이지 공감 덩어리다.

나 또한 다른 이들처럼 '식욕'의 마수에서 벗어나는 것이 쉽지만은 않다. 잘 컨트롤할 수 있는 스테이지에 올라섰다고 생각하지만, 그럼에도 믹스너트를 보면 심장이 또 두근두근할 게 뻔하다. 뭐든 적당해야 하는 건 맞지만, 진정 다이어트의 성공과 지속적인 몸 관리를 원한다면, 식욕을 느끼고 그 앞에 무너지는 자신을 깎아내리고 바보 취급하는 것보다, 오히려 자연스럽고 에너지 넘치며 삶에 대한 의지가 투철한 인간이라는 사실에 안도했으면 한다. 먹고 싶고, 또 먹었다고 '이런 짐승 같은 놈, 네가 사람이냐, 또 먹게.'라며 자학한다면, 후회와 함께 다시 복구해야 한다는 스트레스가 밀려오고, 결국 장기적으로는 식욕을 조절하는 것에 실패하고 말 것이다. 킬러푸드와 눈도 마주치지 않으려는 자세보다는 스스로 적당한 양을 컨트롤하고, 자제하면서도 즐기는 방법과 편안한 마인드가 필요하다. 무방비로 대책 없이 무너지지만 않는다면 이러한 마음가짐은 나도 모르게 성공적인 결과를 이끌어줄 것이다. 글을 쓰고 있는 지금, 새벽 3시. 크림색 캐슈너트 큼지막한 놈으로다가 딱 8개만 먹을 수 있다면 소원이 없겠네.

입맛과 습관의 문제

맛있는 음식일수록 다이어트에는 도움이 되지 않는 경우가 부지기수다. 세상에는 맛있는 것들이 넘쳐나고 TV를 켰다 하면 맛집, 먹방이 난리다. 그 안에서 다이어트를 사수하기란 고행과도 같다. 그래서 다이어트를 위한 식단에 돌입할 때는 무조건 참아야겠다는 강박 대신 스스로 내 몸에 좋은 투자를 한다는 마인드를 탑재하지 않으면 지속하기가 힘들다. 무슨 부귀영화를 보겠다고 이 고생을 하고 이런 걸 먹어야 하는지 절망적이고 우울한 기분으로 하게 되면 다이어트는 인생을 괴롭게 만드는 원흉이지만, 나 자신을 위해 건강한 음식을 넣어준다고 생각하면 손해보지 않는 투자가 그리 나쁘지만은 않다. 또 그렇게 건강한 입맛과 습관을 들이다 보면, 컨디션이 살아나고 피로함도 덜 느끼게 되어 몸이 가볍게 느껴지는 등 장점들을 체감하게 되어 자연스레 몸에 좋지 않은 음식과 멀어지게 된다.

나는 라면을 잘 못 먹는다. 라면이 왜 맛있는지, 사람들이 국물을 마셨을 때 왜 '캬' 하는지 이해를 못한다. 내게는 느끼하고 짠 데다, 먹고 나면 기분도 별로 좋지 않아서 먹지 않는다. 처음부터 그랬던 것은 아니지만, 굉장히 오랜 시간을 거쳐 오면서 서서히 멀어졌기에 가능한 일이었다. 라면을 먹는 것이 나쁘다고 딱 잘라 말하는 것이 아니다. 누구나 억지스럽지 않게 서서히 바꿀 수 있다는 것이 말하고자 하는 핵심이다. 라면을 먹지 못하는 아름이와 하루에도 열두 번씩 라면을 끓여먹었으면 좋겠다고 생각하는 주름이 중 누가 다이어트와 일상의 밸런스를 잘 맞추면서 건강하고 날씬한 몸을 유지할 수 있을까? 궁극적으로 습관이 바뀌지 않으면 '유지'는 불가능하다.

지인 중에 내가 '염소새'라고 부르는 예쁜 동생이 있다. 그렇게 별명을 붙인 이유는 깡마르고, 작은 몸을 웅크리고 있는 것이 왠지 염소 같기도 하고, 약한 새 한 마리 같기도 해서다. 보호본능을 자극하다 못해 안쓰럽기까지 한 염소새의 마른 몸을 볼 때마다 나는 늘 사육의 욕구를 느낀다. 그러던 어느 날, 혼자 있다는 그녀의 집에 놀러 갔더랬다. 반갑게 나를 맞이해준 그녀는 소파에 앉아 무언가를 먹고 있었다.

"나 밥 먹는 중이야. 이게 점심이야."

밥공기를 들고 깨작거리며 떠먹는 것이 뭔가 하고 들여다본 나는 화들짝 놀랐다. 그녀가 먹고 있던 것은 케첩에 비빈 삶은 마카로니였다!

"너…….너 그걸 지금 밥이라고 먹고 있는 거야?"

내게 엄청난 정신적 충격을 안겨준 케첩 마카로니를 맛있게 씹으며, 그녀는 해맑게 말했다.

"응, 언니. 나 이거 좋아해서 밥으로 자주 먹어."

케첩 마카로니는 왜 그녀가 그리도 마르고 약한지를 정확히 설명해주고 있는 음식이었다. 어떻게 먹어야 하는지, 어떤 음식이 내 몸에 좋은지에 대한 개념이 없던 그녀는 그렇게 생각날 때마다 최소한 살아갈 수 있는 에너지를 줄 수 있는 정도의 이상한 음식들을 먹고 있었다. 그리고 대부분 그 음식들은 피가 되고 살이 되는 단백질이 포함되지 않은 탄수화물류였다. 나는 바로 밥그릇을 뺏고 왜 밥 대신 이 흉측한 음식을 먹으면 안 되는가에 대해 일장 연설을 늘어놓았다. 그리고 장을 봐다가 닭볶음탕을 해먹였다.

온·오프라인을 통해 다이어트와 예뻐지기에 열광하는 젊은 처자들 중엔 의외로 염소새처럼 음식에 대한 무너진 개념을 가진 이들이 많다. 내 몸에 좋은 음식, 피가 되고 살이 되는 음식, 건강하게 만들어주는 음식은 뭔지, 어떻게 먹어야 좋은지를 전혀 모르고 있는 상태에서 살을 빼고 싶고 탄력 있는 몸을 가지고 싶다고 말한다. 그러나 이렇게 음식에 대한 무너진 개념은 훗날 내가 사랑하는 사람들에게도 좋은 영향을 주지 못한다는 점을 간과해서는 안 된다. 건강하고 즐겁게 먹을 수 있는 방법을 모르면서 어떻게 그들과 행복하고 건강하게 살아갈 수 있겠는가. 이것은 남자 친구나 남편의 건강까지도 직결될 수 있는 문제이며, 나아가 한 아이의 엄마가 될 수 있음까지 고려한다면 더 심각하게 생각해봐야 한다. 내 한 몸에도 건강하게 음식을 넣어주지 못하는 엄마가 아이에게 제대로 된 음식을 제공해줄 수 있을까?

P.S 사랑하는 염소새. 너를 건강한 몸짱녀로 만드는 것은 나의 평생 숙원이 되었어. 언젠가 너를 사육하겠어. 각오해!

과연 술은 적인가

"술을 잘 못해서……."

나는 공식적으로는 술을 잘 못 마신다고 말한다. 사회생활을 하면서 누구와는 마시고 어떤 자리에서는 마시는데 어떨 때는 안 마신다는 인식을 주면 그리 좋지 않다는 생각이 들어서이기도 하고, 한 잔 마시다 보면 한 잔이 두 잔이 되고, 그렇게 금방 한 병이 되기 때문이다. 그러나 사실 솔직히 말해 음주에 대한 거부반응이 없어 노력하는 것이다. 나는 술을 못 마시는 사람이 아니다. 나름 잘 마시고 주사도 없다. 술을 마시면 기분이 좋아지고 즐거워지는지라, 술을 자제하는 것은 나약한 내 성향을 잘 알기에 피하는 비겁함이다. 술을 마시고 난 다음 날이면 만사가 귀찮아 아무것도 하기 싫어지는 피로함이 나는 두렵다.

아무리 운동과 식이조절을 해도 술 앞에 무너지면 좋은 몸은 포기해야 한다. 술과 함께 섭취하는 안주의 칼로리는 두말할 필요도 없고, 그보다 더 술이 다이어트에 좋지 않은 까닭은 알코올 성분이 단백질을 분해하는 작용을 하기 때문이다. 그나마 있는 근육도 분해해버리니, 그 자리에 쉽게 지방이 끼게 된다. 안주를 먹지 않고 술만 즐기는 이들을 보면 팔과 다리는 말랐지만 배는 볼록한 이티 체형을 가진 스타일이 많다. 아무리 유능한 트레이너와 대대적인 다이어트 프로그램도 술 앞에서는 맥을 못 춘다.

그러나 우리의 삶에서 술은 때로는 마시는 행위나 음식 자체가 아니다. 묘하게 친밀감을 만들어내고, 사회생활에도 영향을 주기에 체질적으로 술을 마시지 못하는 경우가 아니라면 술과 떨어져 살기는 힘들 수도 있다. 먹고살아야 하기에 어쩔 수 없이 어울려야 하고, 자리를 지켜야 하며, 좋은 사람들과 행복한 시간을 저버리기에는 아쉬운 순간들이 종종 발생한다. 그리고 남녀의 신비로운 감정을 이끌어내기에도 술 만한 효자가 없다. '사랑'과 '술'이 반드시 동반되는 것은 아니지만, 굉장히 많은 경우 술이 사랑의 도우미를 자처하지 않는가! 어색하고 부끄러운 상황, 고백하고 싶은 상대와 함께 기울이는 술 한잔이 역사를 만들어내기도 하니, 어찌 무조건 술은 피하고 살아나 빼라고 말할 수 있겠느냐 말이다. 맨 정신에는 도저히 할 수 없는 이야기와 행동들이 알딸딸한 정신일 때는 가능해지고 용납이 된다. 정우성과 손예진의 눈물 어린 사랑이야기인 영화, 〈내 머리 속 지우개〉의 한 장면을 떠올려봐도 그렇다. 서로에게 이끌리고 있던 두 사람이 포장마차에서 소주잔을 기울인다. 그리고 정우성이 손예진에게 술을 따라주며 말한다.

"이거 마시면 우리 사귀는 거다."

손예진은 야릇한 눈빛을 발사하며 소주를 원샷하고, 그 이후 두 사람의 사이는 연인이 된다. 만약 정우성이 카페에서 커피를 앞에 두고 있었다고 생각해보자.

"너 그 커피 다 마시면 나랑 사귀는 거다."

흠, 조금 어색하다. 설령 커피가 원샷이 가능한 양의 에스프레소라고 해도 이상하다. 소주라야 어울리는 장면이다. 즉, 술을 마시는 행위 자체를 다이어트라는 이유 하나만으로 무조건 거부하기에는 무리가 있다는 말이다.

　다이어트와 술, 그 사이에서 갈등하게 된다면, 상황을 곰곰이 잘 생각해서 결정하도록 한다. 내가 술을 마시는 상황에서 얻을 수 있는 것에 대한 확신이 있다면, 또 어쩔 수 없이 먹고살기 위해 마셔야만 한다면 다이어트는 잠시 미루는 것이 맞다. 그 상황에 집중하고 즐기되, 술을 마시게 되었을 때 최대한 염분이 적은 단백질 안주를 최소한만 곁들이고, 곡주(맥주나 막걸리)와 섞어서 마시는 것은 피하면서 증류주 위주로 마시는 정도만 기억하자. 그리고 술을 마신 날 이후에 자신이 누린 사치와 얻은 결과에 따른 책임을 지는 정도는 감내하면 좋겠다. 연속적으로 마셔서 아예 생활패턴이 무너져버리는 것을 조심하고, 음주 후 3일 정도는 관리 모드에 들어가면 큰 도움이 될 것이다.

먹어도 살 빠지는 음식은 없다

　건강하고 날씬한 몸으로 살아가고 싶다면 답은 하나, 아주 심플하고 간단하다. 건강하게 적당히 먹고, 부지런히 움직이면 된다. 굳이 다이어트를 하기 위해 식단조절을 해가며 고생하지 않아도, 흔히 우리가 이야기하는 하루 세 끼를 과하지 않게 건강한 음식들로 구성해서 먹고, 운동을 꾸준히 하면 살을 빼려고 별다른 노력을 하지 않아도 괜찮다. 그러나 일단은 어느 정도 복구를 한 뒤 자연스러운 라이프스타일로 정착하고자 한다면, 불가피하게도 다이어트를 위해 음식을 가려 먹는 수고스러움은 필수적으로 해야 한다.

  일정 기간 살을 빼고자 마음먹었다면, 우선은 어느 정도 포기할 부분은 포기해야 한다. 나는 맛있게 마음껏 먹으며 살을 뺄 수 있다는 말은 믿지도 않을 뿐더러 정말 싫다. 먹어도 먹어도 살이 찌지 않는 식품이 있다는 것도 우습고, 맛있게 마음껏 먹는다는 것의 기준에 대해 묻고 싶다. 그럼 아침엔 아이 얼굴 만한 팬케이크를, 점심엔 스파게티와 피자를, 저녁엔 치맥을 먹어도 괜찮을까? 마음껏 배부르게 먹고, 다이어트도 성공하리라는 것은 딱 잘라 말해 불가능하다. 그리고 그런 마인드가 다이어트를 애매하게 만들어 오히려 성공을 방해하는 요소로 작용할 것이다.

  다이어트는 어렵다. 다이어트가 쉽다면 브리트니 스피어스나 오프라 윈프리가 그렇게 살과의 전쟁 때문에 골머리를 앓겠는가. 돈으로 해결하면 될 일인데 말이다. 그만큼 돈으로도 어쩔 수 없고 누구도 대신 해줄 수가 없으니, 오직 노력만이 관건이다. 어려운 목표를 달성하는 것은 당연 쉽지 않다. 먹고 싶은 걸 다 먹어가면서 다이어트를 하고 싶다면, 그냥 포기하는 편을 권하련다. 어설프게 하는 둥

마는 둥 하는 다이어트는 시간과 에너지만 낭비하면서 정작 집중하지 못하고 실패만 거듭하게 만들어 좌절감을 안기고, 나쁜 습관들만 만들어낼 것이다.

가장 날씬할 때는 살이 찌는 음식들이 그다지 먹고 싶은 마음이 크지 않을 때다. 식욕이 안정적이며 적당히 먹고 운동하는 것이 행복할 때의 상태는 매우 양호하다. 문제는 '참아야 할 때'부터 시작된다. 식욕이 폭발하고 먹지 않으면 미쳐버릴 것 같은 마음이 뭉게뭉게 피어오르기 시작하면, 선택할 수 있는 대안은 두 가지다. 먹느냐 마느냐, 먹고 후회하느냐 안 먹고 계속 스트레스를 키우느냐. 이 두 가지 모두 다이어트를 망칠 뿐더러 마음을 엉망으로 만들어버린다. 그래서 나는 어떤 음식을 어떻게 먹어라, 무조건 이렇게 따라 하라는 식의 조언은 하고 싶지 않다.

시간이 지날수록 원론적으로 폭식을 조장하고, 스스로 컨트롤을 할 수 없게 만드는 요인들은 1차원적인 단순 식욕에만 있지 않다는 확신이 있다. 단 것이 갑자기 당길 때를 생각해보면, 분명히 멀쩡하고 기분 좋은 상태에서 먹고 싶진 않다. 애인과 싸웠거나 직장에서 짜증나는 일이 있었거나 우울하고 다운되는 상황에서 견딜 수 없어 생기는 스트레스를 해소하고 싶은 것이다. 물론 입에서 당겨서 먹다 보니 살이 찐 케이스도 있지만, 현대인들이 살 찌는 것을 알면서도 식욕을 컨트롤할 수 없는 이유는 대게 스트레스와 감정이 주원인이다. 숨겨진 외로움, 불안감, 자신감 결여 등이 가져오는 안정되지 않은 정신도 폭식을 조장한다.

그리고 또 한 가지는 과로와 수면부족으로 인해 시스템이 망가져 있는 상태로 먹는 양이 많지 않은데도 야금야금 살이 찌는 경우다. 원활히 돌아가야 하는 기계에 과부하가 걸려 제대로 작동을 하지 않는데, 석탄이나 기름을 계속 붓고 있는 격이다. 떼려야 뗄 수 없는 다이어트와 음식, 이 해답을 풀기 위해서는 무엇보다 자신의 라이프 스타일을 분석해서 그에 맞는 해결책을 찾아내고, 늘 편안하고 행복한 마음을 가지고 살 수 있도록 노력하는 것이 베스트다. 그러다 보면 자연스럽게 자신을 더욱 사랑하게 되고, 행복과 건강에 대한 욕구가 커지면서 스스로에 대한 투자와 노력을 힘들고 괴롭다고 느끼지 않게 되어 안정적으로 변화할 수 있게 된다. 그리고 잠깐의 흔들림이나 무너짐이 있다고 해도 스스로 극복하는 방법을 터득하니 평생 멋진 몸을 지속할 수 있게 될 것이다.

행복과 식욕의 상관관계

나는 내가 어떨 때 살이 찌는지 명확하게 알고 있다. 스트레스를 받거나 내 마음대로 되지 않는 무언가가 있을 때가 그렇다. 우울할수록 에너지가 다운되고, 몸이 정상적으로 작동하지 않는다. 그럴 때는 아무리 운동을 해도 겨우 현상유지만 할 뿐 효과는 없고, 많이 먹지 않아도 순환이 되지 않아 몸이 푸석해지고 군살이 붙는다. 그리고 그렇게 몸이 망가졌다는 느낌이 들수록 마음은 더 급해지고 기분도 가라앉아 의욕도 생기지 않는 악순환의 구렁텅이에 빠져들고 만다. 이러한 성향을 잘 알고 있기에 나는 우울한 사인이 들어옴과 동시에 비상사태를 알리는 빨간불을 켜고, '조심하지 않으면, 긴장하지 않으면 훅 간다!'는 보이지 않는 플래카드를 만들어서 마음속에 걸어둔다.

반대로 살이 빠지고 예뻐질 때가 있다. 내가 가장 예쁠 때는 바로 사랑하고 있을 때다. 조건은 내가 사랑하는 만큼 그 이상 사랑받고 있다고 느끼는 진짜 연애를 할 때다. 그럴 때는 초사이언인이 된다고 느낄 정도로 에너지가 넘치고, 식욕이 과하게 동하는 일도 전혀 없다. 만족감과 행복에서 오는 안정된 내면은 나를 몇 억대의 럭셔리한 스포츠카로 만든다.

또 계획하고 있는 일이 승승장구할 때도 예뻐진다. 불만이나 답답함 없이 노력하는 만큼 결과가 돌아왔거나 결과를 떠나 과정 자체에 집중하고 만족했을 때도 에너지는 늘 Full충전상태이며, 먹지 않아야 할 음식이 먹고 싶다는 마음도 전혀 들지 않는다. 아마도 이렇게 일이든 사랑이든 행복감에 가득 차 있을 때는 그만큼 더 사랑받고 싶은 사람이 되고 싶다는 마음에 내 스스로를 가꾸고 싶어지고, 그러한 과정 중 나 자신과도 사랑에 푹 빠지게 되는 모양이다. 그러다 보

니 나 자신에게 건강하고 좋은 음식만 넣어주고 싶고, 당연히 그러
한 노력은 결과로 나타나 노력이 더욱 즐거워지도록 만든다. 행복한
호르몬이 마구 분비되면서 자연스럽게 식욕도 안정되니, 마구 먹거
나 참느라 괴로운 일도 줄어든다.

아, 이렇게 매일 살 수는 없을까?

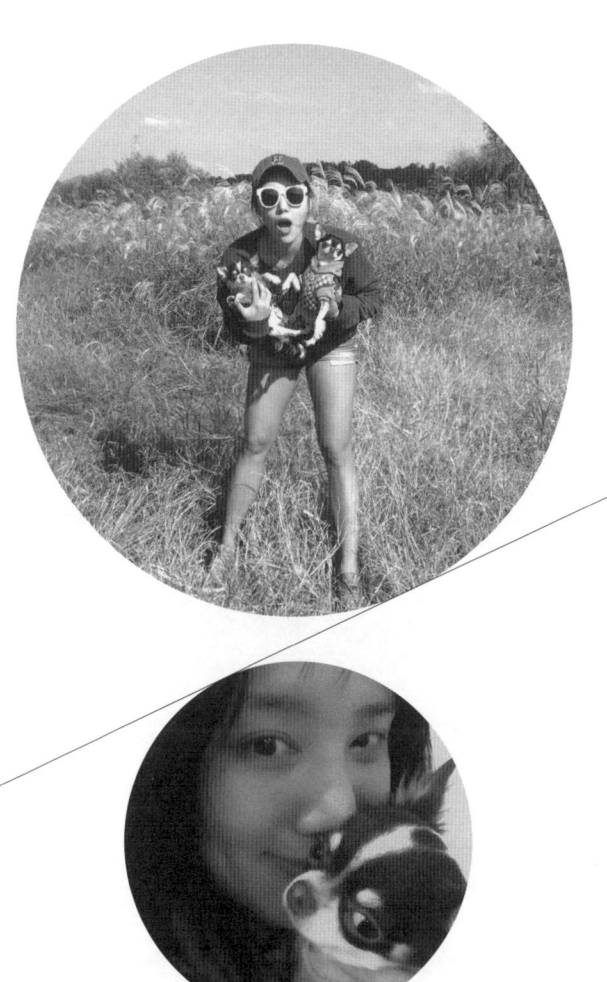

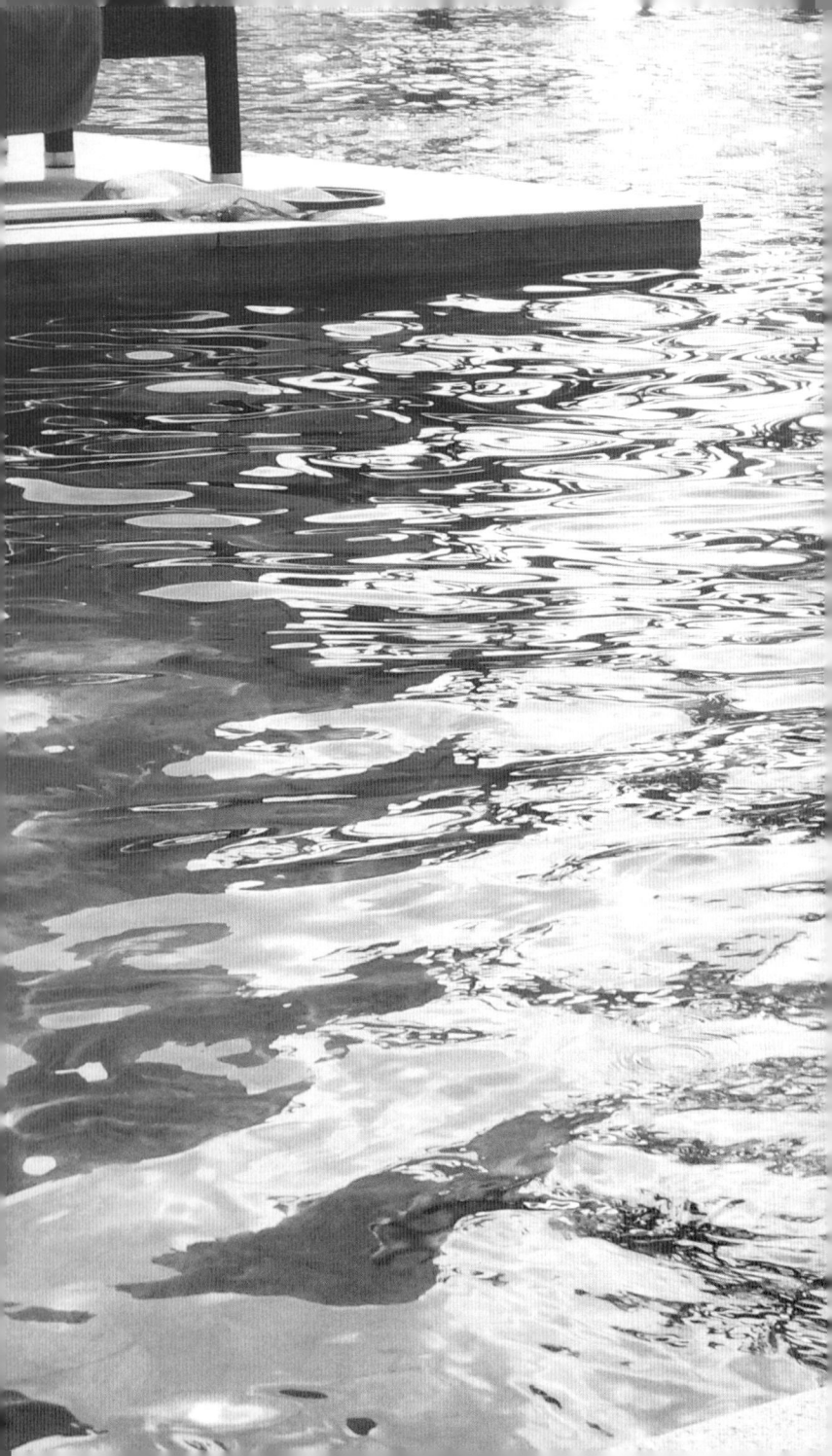

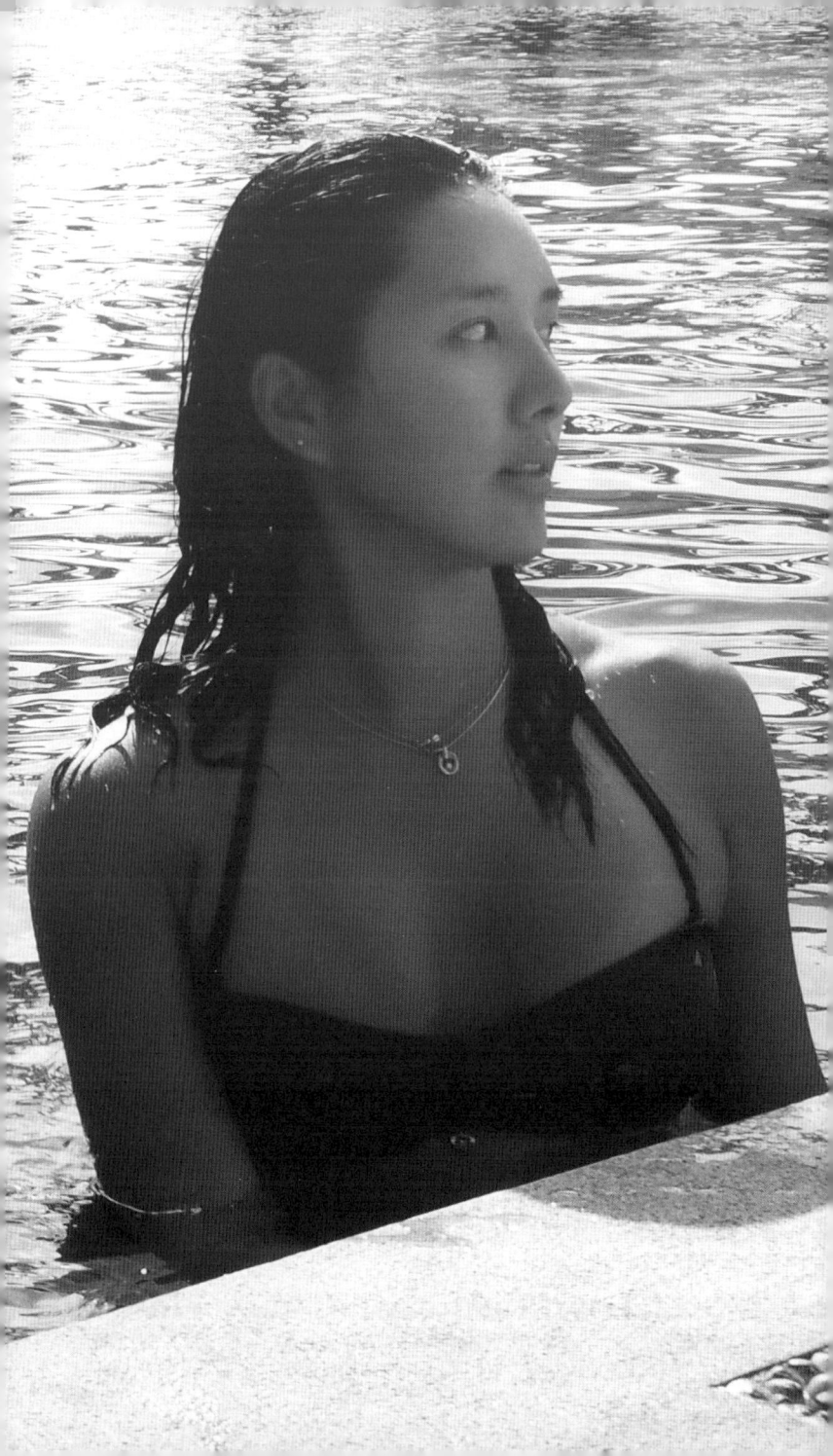

07 진격의 다이어트

콜라비 1,700원, 별다방커피 4,000원

며칠 전부터 콜라비가 먹고 싶었다. 운동을 마치고 돌아오는 길에 마트에 들렀다. 자주색 콜라비가 눈에 띄었다. 하나를 집어 들면서 자연스럽게 눈은 가격표로 향했다. 1,700원. 콜라비 하나에 1,700원 이었다. 이렇다면 3개를 사도 채소 값으로만 5,100원을 쓰게 되는데 한 끼에 콜라비를 하나는 먹으니까 하루 만에 5,100원과 콜라비 3 개가 모두 홀랑 없어진다는 뜻이었다. 많이 사고 싶었지만, 가격 때 문에 하나만 가지고 집으로 왔다. 즐거운 마음으로 고기를 굽고, 콜 라비를 먹기 좋게 썰었다. 달달하고 아삭한 맛, 그리워할 가치가 있 는 콜라비만의 신선한 맛에 만족하며 먹고 있던 중, 문득 하루에도 많게는 두어 번씩 커피를 사는 내 모습이 떠올랐다. 미팅을 가서, 여기저기 다니던 길에 허전해서, 졸려서 등등 그렇게 별 생각 없이 별다방이며, 콩다방에서 '아메리카노'를 외치던 순간들. 가격은 평균 4,000원 정도로 적지 않은 돈이다. 콜라비 2개 가격보다도 600원이나 비싼 커피에는 망설임 없이 턱턱 카드를 내밀면서 콜라비 1,700원 앞에서는 손을 부들부들 떨었던 내 모습이 머릿속에서 오버랩되었다. 이보다 더한 모순이 있을까?

비싼 물가, 특히 몸에 좋은 채소나 단백질 식재료를 구입하기가 그리 만만하지만은 않은 현실이지만, 뒤돌아보면 정작 아무 생각 없이 지출하고 있는 돈들이 꽤 많다. 카페에서는 커피 한두 잔에 우습지 않게 돈을 쓰고, 술 한잔할 때는 안주며 술이며 아낌없이 풀어야 직성이 풀리고, 클럽에서의 핫한 즐거움을 위해서도 지출을 아끼지 않는다. 이렇게 쓰는 돈들이 무조건 잘못되었다는 것은 아니지만, 기본적으로 내 몸을 사랑하고자 하는 마음이 있다면 내 몸에 들어가는 음식을 좋은 식재료로 선택하여 제대로 공급해주는 것을 모르거나 아까워해선 안 된다. 몸은 다른 사람의 것이 아닌 온전한 '나의 것'이기 때문이다. 내 몸이 건강하지 않다면, 그로 인해 누릴 수 있는 즐거움도 줄어든다. 몸에게 영양과 에너지를 공급해줄 수 있는 양질의 식품을 구입하는 데는 돈을 아낄 이유가 없다.

인터넷으로 콜라비를 한 박스 주문했다. 제주도에서 나의 콜라비는 오는 중이다. 그리고 이번 한 주 동안 밖에서 사 먹는 커피를 3잔으로 줄이기로 결심했다.

모든 다이어트 식단에 적용되는 룰

1. 수분 섭취

노폐물을 배출하고 신진대사를 원활하게 해 살을 빼고 싶다면, 식후 30분 이내를 제외하고는 물을 달고 살자. 단, 고체형 음식을 먹은 후에 물을 마시면 살이 찌도록 만드는 인슐린호르몬이 급격하게 분비되어서 다이어트에 도움이 되지 않는다. 마실 거라면 차라리 식전에 마셔주는 것이 더 낫다.

밥 먹을 때 물을 5-6잔은 마시는 것이 습관처럼 굳어진 지인 글래머 양의 예로 이야기해보고자 한다. 그녀가 이런 습관이 생긴 원인은 평소에 수분 섭취가 충분치 않아 수분이 부족한 상태로 생활을 하는 것과 함께 잘못된 물 마시기 방식이 더해졌기 때문이었다. 그녀는 낮 동안에는 식사와 함께 마시는 물을 제외하고는 전혀 마시지 않고 있다가, 배불리 저녁을 먹고 집에 들어가 잠들기 전에 500-700ml의 물을 마시고 있었다. 그러니 다음 날 일어나면 얼굴이 퉁퉁 붓고 살이 찔 수밖에 없었던 것이다. 이미 음식과 염분을 가득 섭취한 상태에서 물을 마시면, 수분은 나트륨을 꼭 끌어안기 때문에 몸이 붓는다.

나는 글래머 양의 다이어트를 위해서는 물 마시는 습관부터 바로 잡고 평소에 수분을 충분히 섭취하도록 도와주어야 했다. 그러기 위해서는 예쁜 텀블러나 물병을 늘 가지고 다니는 방법도 좋겠다는 생각이 들었다. 괜히 그런 소품들이 예쁘면 스타일도 사는 것 같고, 트렌드세터 같이 느껴지기도 해서 물을 마실 수 있는 확률도 높아진다. 만약 하루에 2리터의 물을 마시는 것을 목표로 한다면, 마트나 슈퍼에서 파는 큰 생수통을 사다 옆에 두고 먹는 것도 방법이다. 그 통을 볼 때마다 목표를 달성하고 싶은 마음이 생겨 목표량을 다 마실 수 있는 가능성이 높아지기 때문이다. 운동을 할 때는 운동의 강도에 따라 다르겠지만, 최소한 500ml의 물을 마셔주는 것이 좋다.

물 이외에 섭취할 수 있는 수분, 예를 들어 우리가 자주 접하는 각종 차 종류인 아메리카노나 에스프레소, 탄산수는 자유롭게 마셔도 좋다. 탄산음료를 처음부터 끊기 힘들다면, 다이어트용 제로 칼로리 제품들로 바꾸어 마시되 서서히 줄이도록 한다. 이 외의 모든 음료 종류는 금지한다.

2. 입맛 바꾸기

다이어트 시 염분 섭취를 어떻게 줄이느냐는 성공과 실패의 지름길이자 건강 관리를 위한 중요한 포인트다. 하지만 처음부터 무염식 식단을 고집하다가는 제 풀에 꺾이고 만다. 그러니 짜고 자극적인 맛에 길들여진 입맛을 서서히 바꾸어가는 방향으로 설정하도록 하

자. 궁극적으로는 건강한 재료의 맛을 사랑하는 입맛으로 바꾸어야만 평생 멋진 몸을 유지할 수 있음을 잊지 말고 스스로를 잘 컨트롤하는 것이 좋겠다.

우리가 사용할 수 있는 양념으로 먼저 짠맛을 살펴보자. 고기와 생선의 경우 자체염분을 가지고 있으므로 습관이 되면 그 자체에서도 짭짤함을 느낄 수 있다. 무조건 무염을 고집하는 것은 건강한 식습관과 다이어트의 지속을 방해할 수 있으니 처음부터 무리하지 말고 줄여가는 방향을 권하고 싶다. 얼마나 간을 해야 하는지는 간단하게 생각하면 된다. 만약 1회 짠 맛을 따로 섭취한다고 가정했을 때 어느 정도가 최소의 양인지를 정해둔다. 된장의 경우 1회 조리하거나 따로 먹을 때 밥숟가락 하나로 수북하지 않게 뜬 것부터 시작하고, 그 이상은 섭취하지 않는다고 정해놓고 음식을 할 때 고민하지 말고 그 양을 넣으면 된다.

간장의 경우 밥숟가락으로 2큰 술까지, 소금은 엄지와 집게손가락으로 꼬집듯 집어서 두 번 이상은 넣지 않는다. 또 굴소스는 사실 당분이 어느 정도 들어가 있긴 하지만, 볶음 요리를 맛있게 먹을 수 있게 도와주므로 다이어트 효율을 높혀준다. 그러나 지속이 가능하게 만들고 처음 적응기를 무난히 넘길 수 있게 도와주므로 적당히 먹어도 좋다. 양은 밥숟가락으로 한 큰 술 정도만 가볍게 넣는다. 액젓도 풍미 깊은 짠맛을 내지만, 다른 것들에 비해 더 짜고 강한 맛을 낼 수 있으니, 사용 시에는 1회에 티스푼으로 한 번 이상은 사용하지 않을 것을 권한다.

확신을 가지고 이야기할 수 있는 부분은 싱겁게 먹을수록 몸은 점점 가벼워지면서 피부가 좋아지고, 컨디션이 향상됨을 느끼게 될 것이라는 점이다. 어느 순간 밖에서 음식을 먹을 때 엄청나게 짜다고 느끼는 수준에 안착할 수 있는 날이 올 것이다.

다음은 청량고추, 고춧가루, 후춧가루 등으로 맛을 내는 매운맛이다. 위장 상태가 나쁘지 않다면, 다이어트 시 매운맛의 추가는 도움이 된다. 캡사이신이 지방을 태워주기도 하고, 매콤함을 사랑하는 한국인의 특성상 밍밍함을 참는 것은 다이어트를 괴롭게 만드는 요소 중 하나이기 때문이다.

감미료나 올리고당, 메이플 시럽 등의 단맛은 솔직히 이야기하자면, 줄이면 줄일수록 살은 잘 빠진다. 문제는 염분처럼 지나치게 제한하는 것은 나중에 엄청난 후폭풍을 불러일으킬 수도 있기 때문에 조심한다. 설탕을 대체할 수 있는 감미료를 사용하면 어느 정도 도움이 될 수 있다. 감미료에는 스플랜더, 화인스위트 등이 있는데, 제로 칼로리 탄산음료에 들어 있는 단맛으로 이해하면 된다. 감미료 역시 다이어트에는 도움이 되지 않는다는 의견들도 많지만, 무조건 단맛을 끊으라고 했을 때의 부작용과 나쁜 영향을 고려했을 때 감미료를 조금 사용해주는 것이 더 좋다고 생각한다. 나는 주로 스플랜더를 쓴다. 인터넷이나 대형 마트에서 구입이 가능하고, 외국에 가면 카페에서 설탕 대신 넣을 수 있게 작은 봉지로 개별포장되어 어디에나 비치되어 있다. 부피가 작아 지갑 속에 몇 개 가지고 다니기도 한다. 한 번 구입하면 양이 많아 오랫동안 사용할 수 있고, 적은 양으로도 단맛을 강하게 낼 수 있어서 조금만 사용해도 된다. 만약 스플랜더가 없다면 올리고당과 메이플 시럽을 쓸 수 있는데 양은 밥숟가락으로 한 큰 술 이상은 사용하지 않는다. 다시 한 번 강조하건대 다이어트의 성공을 노린다면 자연스럽게 단맛에 열광하지 않는 쪽으로 서서히 식습관을 바꾸는 것이 최선이다.

3. 단백질

고기를 3인분 먹은 여인과 스파게티를 반 정도 깨작거린 후에 치즈케이크 한 조각을 먹은 여인 중 누가 다이어트에서 웃을 수 있을까? 당연히 전자다. 하지만 희한하게도 사람들은 전자의 경우는 식신 취급을 하며, 그렇게 먹는데도 어떻게 살이 찌지 않느냐고 묻는다. 오히려 후자가 여성스럽고 소식을 하는 듯 보이지만, 결과는 전혀 그렇지 않다. 부피가 작고 가벼운 음식이 살이 찌지 않을 거라는 착각에서 빨리 벗어나길 바란다.

고기를 3인분이나 먹었음에도 살이 덜 찌는 이유는 음식이 몸 안으로 들어갔을 때 저마다 가는 길이 다르기 때문이다. 간단하게 이야기해서 주로 남의 살들인 단백질의 경우 조직의 구성에 관여한다.

피가 되고 살이 되어 머리카락, 손톱, 발톱 등으로까지 영양분이 전달된다는 뜻이다. 그래서 잘못된 다이어트 방법으로 킬로그램은 줄였을지라도, 탄력이 없어지고, 머리카락은 빠지고, 피부가 푸석해졌다는 하소연을 하는 이들이 많다.

반면, 우리가 사랑하는 탄수화물은 들어간 만큼 태워주지 않으면 지방으로 축적된다. 소비할 수 있는 일정량 이상의 탄수화물을 먹는 사람은 다이어트를 성공하기 어렵다. 또 탄수화물은 수분을 끌어안고 있으므로 탄수화물을 즐기는 이들은 어딘지 모르게 술빵처럼 푹신한 느낌이 있고 푸석하게 보인다. 고로 날씬하고 쫀쫀한, 밀도가 높고 날씬한 몸을 가지고 싶다면, 탄수화물 섭취는 줄이고 단백질을 충분히 섭취해주어야 한다.

샐러드만 깨작거리면서 빵 한 조각을 아껴 먹어봤자 살은 빠지지 않고 배만 고프다. 농담으로 코끼리는 풀만 먹는데 왜 뚱뚱하고, 고기만 먹는 치타나 푸마, 사자는 왜 날렵하냐는 말을 한다. 요지는 식재료와 영양소에 대한 개념 확립이다.

단백질 메뉴를 고를 때는 지나치게 지방에 민감해하지 않아도 좋다. 고기에 붙은 지방을 하나하나 떼어내고 먹을 필요는 없다는 말이다. 물론 일부러 지방이 많은 부위만 섭취하는 것은 건강상 좋지 못하므로 적당히 조절해서 먹는 것이 좋지만, 다이어트 차원에서 처음부터 지나치게 지방이 낮은 것들을 고르려고 예민해하면 먹어도 쉽게 포만감을 느끼지 못한다. 또 다이어트를 하면서 스트레스를 많이 받으면 성공적으로 지속할 수 없으므로 그동안의 편견은 다 깨도록 한다.

　단백질은 양념하거나 소금을 뿌리지 않은 소고기, 돼지고기, 닭고기, 오리고기 등 각종 고기(다이어트 후반부에 갈수록 지방이 덜 포함된 부위를 먹는 것이 좋다), 생선(소금 간이 되어 있는 경우가 많으므로 염분 주의), 갑각류 및 조개류, 달걀(삶기, 굽기, 스크램블, 찜 등 다양한 조리가 가능하고 무엇보다 싸다!), 두부(양질의 식물성 단백질을 섭취할 수 있고, 저렴하다) 등으로 우리 주변에서 쉽게 언제든지 먹을 수 있는 식품이 많다.

　1회 섭취량의 기본은 150그램을 기준으로 하겠으나, 만약 더 먹고 싶다면 억지로 양을 줄이지는 말고 더 먹어도 좋다. 거듭 강조하지만 우리가 살이 찌는 주된 원인은 과도한 탄수화물의 섭취이며, 단백질의 섭취가 충분하지 않다는 것이 문제다. 식습관 자체의 교정을 위해서라도 단백질 섭취에 대해서는 두려움을 버리도록 한다. 더 먹어도 좋지만, 대신 자신이 얼마나 먹고 있는지는 계속 체크하고 파악해야 한다. 그렇지 않으면 스스로에 대한 데이터를 구축하기 힘들다.

　"선생님, 삼겹살도 되는 거예요?"

제발 그만들 물으시라. 삼겹살과 상추 때문에 살이 찌는 게 아니고, 당신이 오후에 간식으로 반쯤 먹고 남긴 책상 위 초콜릿칩 때문에 살이 찌는 것이니!

4. 탄수화물

지구상에 살고 있는 사람들이 살이 찌는 이유, 특히 밥이 주식인 우리나라의 경우 비만의 주범은 탄수화물이다. 우리는 무의식중에 필요한 양 이상을 섭취하고 있고, 탄수화물은 먹으면 먹을수록 더 당기기 때문에 나도 모르게 양이 조금씩 늘어난다. 그러다 보면 몸도 그에 맞춰 늘어나 있는 자신을 보게 된다. 다이어트의 포인트는 탄수화물을 똑똑하게 그리고 현명하게 섭취하면서 어떻게 얼마나 줄일 수 있느냐에 달렸다. 많은 이들이 '밥'만이 탄수화물이라는 착각을 한다. 하지만 이는 잘못된 상식이다. 우리가 먹는 채소, 과일 기타 등등 모든 식품에는 탄수화물이 포함되어 있다. 약간의 특성만 다를 뿐, 우리도 모르게 계속 섭취하고 있음에도 밥을 먹지 않으면 탄수화물을 섭취하지 않는 거라고 착각하는 것이다. 처음엔 힘들겠지만, 사람은 의외로 잘 적응하고 변해간다. 밥을 끊으라는 말이 아니라 서서히 변화를 줄 필요가 있다는 뜻이다.

앞에서 언급했듯이 탄수화물은 몸 속에 들어가 에너지로 쓰이고, 남은 에너지는 살로 간다. 활동량이 줄어드는 저녁 식단에 탄수화물을 빼는 것이 효과가 좋은 이유도 이 때문이다. "밥심으로 산다."

라는 말, 더 이상 우리 시대에는 적용시키지 않아도 된다. 각종 첨단 기기를 애용하고 항상 시대를 앞서가려고 하면서 왜 식습관은 새마을운동을 하던 시절의 마인드를 고집하려 드는가.

복합 탄수화물(밥과 잡곡류, 고구마, 단호박, 감자 같은 전분성 탄수화물)은 하루 총량 300그램이 넘어가지 않도록 조절하는 것이 좋다. 밥 한 공기 정도의 분량이라고 생각하면 된다. 채소는 100-300그램 정도로 비교적 자유롭게 섭취할 수 있는데, 생으로 또는 데치거나 구워도 되고, 쪄서 먹어도 좋다.

효과적인 다이어트 도우미로 콩을 적극 활용할 것을 권한다. 양질의 탄수화물을 콩을 통해 얻으면 단백질의 섭취도 늘고, 다이어트 효과도 높아질 것이다. 부족한 영양소와 칼로리를 채워주는 콩은 취향대로 선택해 전기밥솥에 쪄서 덜어먹으면 아주 고소하고 맛있게 먹을 수 있을 것이다.

5. 채소의 응용

매끼 채소를 포함한 식사를 하는 습관을 들이자. 처음부터 채소의 양을 제한하려고 하는 것보다 기본 메인 단백질과 탄수화물의 섭취를 우선적으로 하는 것이 포인트다. 괜히 채소부터 먹어서 배를 채우려는 생각은 버려도 좋다. 무조건 다 먹어야 하는 것은 단백질과 정해진 양의 탄수화물일 뿐, 채소는 사이드에 속한다고 보면 된다.

채소의 종류와 조리법은 취향과 원하는 대로 정하면 된다. 점심때는 파프리카, 저녁때는 브로콜리 등등 매끼니 다양하게 변화를 주려고 하는 것은 잡지나 화보집에서나 하는 일이다. 그렇게 버라이어티하게 채소를 바꾸어가며 먹기엔 식비 부담도 만만치 않고, 무엇보다도 귀찮다. 보통은 저렴한 제철 채소를 한 번 구입해서 일정 기간 같은 채소를 먹도록 하고, 다이어트를 한다고 해서 무조건 샐러드만 고집하지는 말자. 간을 최소화하거나 아예 하지 않고 기름만 살짝 사용해서 풍미를 높여 무치거나 볶는 방식, 구워먹는 스타일 등 다양한 조리가 가능하니 생채소와 샐러드가 넘쳐나는 풀밭 같은 식탁만이 다이어트의 해답이라는 편견은 버린다.

다이어트 시 무조건 지방을 뺀다고 능사가 아니다. 너무 지방을 섭취하지 않으려고 하다 보면 포만감을 느낄 수 없고, 먹어도 헛헛함을 느끼게 되어 결국 참다 참다 폭발하는 초유의 사태를 맞이할 수도 있다. 올리브유를 비롯하여 식용유를 제외한 기름들은 적절히 사용해도 좋다. 또 한식재료에 쓰이는 참기름과 들기름도 심심한 음식에 풍미를 주어 다이어트를 즐겁게 해줄 수 있으니, 기름이라고 해서 무조건 피할 일은 아니다. 고소한 맛의 참깨나 들깨를 이용해도 좋다. 채소 요리에 적당한 기름을 버무려 먹어도 아주 좋다.

● 각종 볶음 ● 팬에 올리브유나 들기름, 참기름 등을 살짝 두른 뒤 채소를 볶아 먹는다. 커다란 프라이팬에 수북이 올린 채소를 기준으

로 굴소스나 된장은 밥숟가락으로 한 큰 술, 소금으로는 손가락으로 집어 두 꼬집으로 제한한다. 채소가 가진 특유의 풍미를 느낄 수 있을 정도로 미각이 살아나고 적응했다면, 완전히 간을 빼도 좋다. 볶아 먹으면 맛있는 채소로는 각종 버섯, 숙주나물, 가지 등 부드러운 식감을 가진 종류들이다.

● 무침 ● 한국식 나물을 먹는다고 이해하면 된다. 나물을 밥반찬으로 인식하고 있지만, 간을 심심하게 하거나 하지 않으면 더없이 좋은 채소 요리다. 간은 볶음 요리를 할 때와 같이 사용하되 기름을 넣어 조물조물 무쳐 먹는다. 무쳐 먹으면 맛있는 채소로는 우리가 나물로 먹는 콩나물, 채 썰어서 익힌 무(무나물), 시금치, 취나물 등이 있다.

● 데치거나 삶기 또는 굽기 ● 브로콜리, 콜리플라워, 당근 등 식감이 단단한 채소들을 데치거나 삶아 먹으면 보다 부드럽게 즐길 수 있다.

● 생으로 먹기 ● 쌈채소가 대표적이다. 상추, 깻잎 등을 수북하게 상에 올리고 된장 한 종지를 곁들인다. 된장의 양에만 주의한다면, 시각적인 만족감과 함께 포만감도 느낄 수 있다. 또 이동이 잦거나 씹는 식감을 즐긴다면, 가지고 다닐 때에도 쉽게 무르지 않는 당근, 콜라비, 오이 등을 추천한다.

● 김치만은 포기할 수 없다면 ● 한국 사람이 포기할 수 없는 것 중 하나가 바로 김치다. 짭짤하고 칼칼한 김치는 먹으면 먹을수록 입맛이 돌게 하고, 쉽게 질리지도 않는다. 물론 김치에 유산균과 섬유질, 비타민 등 좋은 영양소가 많이 들어 있는 것도 사실이지만, 문제는 염분이다. 짜게 먹는 것은 다이어트의 적! 김치가 이를 조장할 소지가 다분하다. 고로 슬프지만 다이어트를 위한다면, 김치는 양보하는 것이 최고의 방법이다. 하지만 그래도 김치를 포기할 수 없다면 방법은 있다. 채소를 먹을 때 응용하는 방법인데, 채소 200그램을 먹는다고 가정했을 때 김치를 간장 종지 하나의 양만큼만 덜어서 송송 썬다. 그리고 잘게 썬 배추와 양파 한 접시와 함께 볶아준다. 양파의 물이 김치의 양념과 버무려지면서 염분이 낮아지고, 양파도 김치처럼 먹을 수 있다. 또는 김치를 물에 씻고 잠깐 담가서 염분을 어느 정도 뺀 뒤에 먹어도 그나마 나은 방법이다. 처음부터 김치를 끊을 수 없다면 괴롭게 참으려고만 하지 말고, 이런 식으로 줄여나가면서 채소 섭취로 대체해보자.

6. 먹는 타이밍

몇 시에 아침을 먹고, 저녁 몇 시 이후에 금식하라고 정의를 내리는 것은 사실 의미가 없다. 왜냐하면 이 글을 읽고 있는 당신과 나 그리고 또 다른 누군가의 라이프스타일은 같을 수가 없기 때문이다. 아침 일찍 일어나 움직이는 아침형 인간, 밤새고 작업을 해야 하는 올빼미형 인간, 전쟁 같은 일과를 소화해야 하는 24시간 불규칙 전

투형 인간들을 모두 하나로 묶을 수는 없는 일이다. 고로 자신의 일상에 맞게 먹는 시간을 정하면 된다. 기상 후 처음 먹는 식사를 시작으로 짧게는 3시간에서 최대 5시간의 간격으로 식사를 하도록 한다. 물론 정확한 타이밍을 잡아 자주 규칙적으로 소량 먹는 것이 다이어트에는 가장 효과적이지만, 그렇게 될 경우 일상을 유지하면서 식단을 지키는 데 한계가 있으므로 먼저 자신의 스케줄과 하루일과를 분석하여 자연스럽게 적용시킨다.

예를 들어 아침 6시에 일어나는 사람이라면, 6시 30분에 아침식사를 하고, 점심은 10시 30분부터 12시 사이, 4시부터 7시 사이에 저녁식사를 하면 다른 사람과 어울려 일상을 유지하기에 큰 무리가 없다. 밤을 새는 직업을 가졌다면, 밤새 일을 하고 새벽에 잠들어 10시에 일어난다고 치자. 10시 30분에서 11시에 첫 식사를 하게 되면, 그에게는 그것이 아침식사가 된다. 3-5시 사이에 점심을 먹고, 그후 9시에서 11시 사이 마지막 식사를 마치고 일을 하다가 잠들도록 한다. 생활이 불규칙하더라도 이러한 개념들을 탑재한다면, 어렵지 않게 자신에게 적합한 식사 타이밍을 맞출 수 있다.

7. 자유의 날

처음 식단을 시작한 후 2주일간은 자유의 날을 누리지 말기를 권한다. 빨리 몸이 식단에 적응하고, 어느 정도의 결과를 도출해내기 위해서 그 기간 동안에는 정해놓은 대로 지키는 것이 몸과 마음을 위해서도 효율적이다. 2주가 지난 일주일부터 식단을 잘 유지했다는 가정하에 일주일에 하루는 먹고 싶었던 음식을 먹는다. 단, 일주일을 돌아보았을 때 부득이한 외식으로 완전히 식단에서 멀어진 횟수가 3회 이상이 된다면, 자유의 날은 포기한다. 자주 어기면서 자유의 날까지 챙기는 것은 거듭 강조하고 있는 효율성면에서 매우 떨어지는 일이다. 자유의 날을 보내며 가장 중요한 것은 마인드컨트롤이다. 그동안 참았던 음식들을 먹되 가장 중요한 부분은 밀어 넣지 않도록 주의해야 한다. 안 먹던 음식들이기에, 오늘이 아니면 다시 일주일을 기다려야 한다는 압박감에 의해 참았던 식욕이 폭발해서 쉬지 않고 흡입하게 되면, 그동안 고생해서 바꾸어 놓은 몸이 다시 망가지고 말 것이다.

음식을 즐기는 방식은 스스로 배워나가야 한다. 맛있고 즐겁게 또 행복하게 음미하면서 천천히 먹는다면, 생각보다 빨리 배가 부르고 더 먹고 싶어지지 않는다는 것을 깨닫게 될 것이다. 그것은 평생 날씬하게 살 수 있게 만들어주는 좋은 습관이 된다. 혼자서 컨트롤하는 일이 불가능할 것 같다면, 평소 친하게 지내는 좋아하는 사람들과 즐겁게 먹도록 한다. 나중에 먹고 싶다면 충분히 사 먹을 수 있는 음식들이니, 지금 당장 눈앞에 있는 피자 한 조각을 덜 먹는다고 세상이 무너질 것 같은 착각에 빠지지는 말자.

혀로 즐기고 가슴으로 느끼면서 먹는 즐거움을 찾는 것이 중요하다. 이렇게 하루 동안 먹지 않았던 음식들을 먹으면 일시적인 염분과 수분의 섭취로 인해 체중이 훅 늘 수 있지만, 짜놓은 식단으로 다시 돌아가면 하루 이틀 만에 원상 복귀되면서 상승된 신진대사로 인해 더 많은 지방을 태워줌으로써 결과적으로는 다이어트의 효율은 높아진다. 자유의 날을 적재적소에 활용하는 것은 만만치 않은 다이어트와의 여우 같은 밀당이다.

자연스럽게 양 줄이기

친구 중 미국인 트레이너가 있다. 매일같이 수업 때문에 바쁜 그녀는 장난기가 가득한 입매며 웃을 때마다 먼저 찡긋거리는 매력적인 눈웃음의 소유자다. 여자 좋아하기로 소문난 모 유명 선수가 꽤 여러 차례 대시했다 실패했다는 소문이 있을 만큼 매력이 있다. 남미 출신이니 오죽하랴. 탄탄한 근육질의 몸매에 강인해보이는 섹시함까지 갖춘 여인이다. 미국에서 3주 정도 머무르면서 그녀와 운동을 함께 했었는데, 과연 완벽한 몸매의 비결이 무엇일까 궁금했다. 그러나 단 며칠 만에 해답을 찾았다. 많이 움직이고 소량씩 자주 먹는 것. 역시 다른 방도는 없단 말인가! 트레이닝 스케줄이 많아 진득하게 엉덩이를 붙이고 앉아 음식을 먹을 시간이 없으니 자연스럽게 한 입 거리로 금방 먹을 수 있는 것들을 몇 시간 간격으로 먹고 있었고, 일주일에 몇 번은 개인 시간을 내어 한두 시간 운동을 했으며, 퇴근 후 저녁약속 때는 친구들과 레스토랑에서 브로콜리와 스테이크를 먹었다. 그녀와 함께 지내는 동안 간절히 찾고 싶었지만 찾을 수 없었던 마법 같은 비법 대신 우리 모두가 다 알고 있는 사실에 대한 확신만을 얻었다.

하루에 3끼 이상, 5-6끼의 식사를 하는 것이 다이어트에 도움이 된다는 이야기는 한 번 이상 들어보았을 것이다. 그러나 간과하기 쉬운 것은 여기에서 말하는 1회의 분량이다. 5-6끼의 식사는 흔히 우리가 생각하는 1끼와는 전혀 다른, 닭가슴살 100그램이나 고구마 100그램의 얼마 되지 않는 양이다. 견과류도 마찬가지다. 견과류가 살로 가지 않을 수 있는 최적의 분량은 아몬드 기준으로 8-10개 정도다. 주먹으로 한 줌 가득 매일매일 먹어봤자 아무리 몸에 좋은 식품이라도 결국 다이어트와는 멀어지게 된다. 하루에 여러 번 나누어 식사를 하는 다이어트 방법을 선택했다면, 양에 주의해야 한다. 스스로 양을 컨트롤할 수 없는 상태에서 무조건 배고픔을 느끼기 전에 자주 먹으려고만 한다면, 결국 전체적인 섭취량이 확 늘어 살이 붙는다. 현실적으로는 3회 식사, 1회 간식 정도를 추천한다.

자신이 없다면 처음부터 강박관념을 가지고 무조건 여러 번 조금씩 나누어 먹겠다는 생각은 버리고, 식습관 전체를 개선하는 쪽으로 마인드를 전환하는 것이 현명하다. 덜 먹고 안 먹어야 한다는 생각으로 참다가 폭발하게끔 만드는 소식보다는 점차적으로 식욕 앞에 이성을 되찾아가면서 자연스러운 컨트롤을 할 수 있게 되는 자신을 만들도록 한다.

쉽고도 효과적인 필살 다이어트 레시피

다음의 레시피들은 어려운 과정 없이 조리해서 먹으면서 다이어 트에 활용할 수 있는 음식들이다. 일상에서 손쉽게 구할 수 있는 식재료로 구성된 다음 10가지 레시피는 누구나 부담없이 따라 해볼 수 있다는 장점이 있다. 또 자신에게 맞는 방법으로 다양하게 응용이 가능하여 더 많은 다이어트식 요리를 할 수 있으니 참고하여 활용하면 좋겠다.

01 저탄수화물 팬케이크

●

단맛을 끊지 못하고 빵을 사랑해서 다이어트를 망치는 이들에게 아침으로 먹으면 좋을 맛있는 음식이 될 수 있다. 우선 팬케이크를 만들 때의 관건은 어떻게 하면 실제 팬케이크를 먹을 때와 비슷한 만족감을 느끼면서도 탄수화물 섭취를 줄이느냐다.

만드는 방법은 아주 간단하다. 일반 팬케이크가 팬케이크 가루를 두 큰 술 넣는다면, 다이어트 팬케이크에는 한 큰 술, 대신 단백질을 보충하기 위해 달걀흰자의 양을 대폭 늘리면 된다. 보통의 팬케이크에 그냥 통달걀 하나를 넣는다면, 다이어트용에는 노른자를 빼고 흰자만 2개 넣는다. 넣기 전에 식감을 좋게 하기 위해 충분히 거품기로 거품을 내는 것도 잊지 않는다. 양은 늘어나지만, 탄수화물 섭취는 낮추고 단백질을 더 섭취할 수 있다.

이렇게 만든 반죽을 버터가 아닌 올리브유를 살짝 두른 팬에 노릇노릇 굽는다. 뚜껑을 덮고 매우 약한 불로 윗면에 구멍이 송송 보일 때까지 익혔다가 뒤집어주면 끝이다. 구멍은 이제 뒤집어도 된다는 뜻이다. 맛나게 구워진 팬케이크에 곁들이는 것은 딸기 쨈과 버터가 아니라 생딸기나 생블루베리 등의 과일로 한다. 메이플 시럽을 살짝 바르듯이 추가해주는 것으로 마무리해도 좋다.

이렇게 먹는다면 버터와 밀가루, 설탕이 듬뿍 들어간 일반 팬케이크를 먹을 때보다 훨씬 더 낮은 칼로리, 낮은 GI의 팬케이크를 즐기면서 나름의 다이어트를 사수할 수 있다. 아침에 이렇게 다이어트 팬케이크를 만들어 먹는 정도는 하루 동안의 활동량과 운동량을 고려했을 때 거의 대부분 소진할 수 있는 수준이다. 하루 섭취하게 되는 탄수화물의 양을 생각해서 나머지 끼니들은 더욱 단백질과 채소 위주로 먹기를 권한다.

02 스크램블 에그

●

한 끼 식사로 손색없는 다이어트식이자 요리를 하지 못하는 이들도 얼마든지 할 수 있는 쉬운 조리법이다. 올리브유를 살짝 두른 팬에 좋아하는 채소를 원하는 만큼 잘게 썰어 넣어서 볶다가 달걀 3개를 깨뜨려 넣고 휘휘 저어서 익히면 끝이다. 후춧가루나 파슬리가루를 살짝 뿌려서 먹으면 보기도 좋고, 향긋한 향이 식욕을 돋운다.

03 마녀채소밥

●

마녀스프 다이어트가 유행했던 적이 있었다. 각종 채소를 넣어 끓인 마녀스프는 다이어트에는 좋으나 먹기가 매우 힘들었던 기억이 난다. 이를 응용한 다이어트식으로 채소밥의 발전된 형태인 마녀채소밥이 탄생했다. 장점은 비만의 원인인 탄수화물 섭취를 괴롭지 않게 낮춰주며, 마녀스프처럼 완전 액체 상태가 아니라 씹는 맛이 있고 양이 푸짐하게 느껴지므로 다이어트를 좀 더 수월하게 할 수 있도록 해준다는 것이다.

원래 밥을 많이 먹는 습관이 들어 다이어트가 힘든 이들에게 적합한데, 보통 다이어트 시 한 끼 탄수화물 양으로 100-150그램이라고 제안하지만, 실상 반공기도 채 안 되는 밥의 양 때문에 다이어트를 실패하는 이들이 많으므로 이 문제를 해결할 수 있을 것이다. 마녀채소밥은 반이나 반 이상이 채소이므로 같은 밥 100그램이라도 시각적으로 보이는 양은 완전히 달라보여, 현미밥 100그램에 채소를 곁들여 먹는 것을 괴로워하던 사람도 충분히 도전해볼 만할 것이다. 푸짐한 한 공기를 먹어도 보통 현미밥을 한 공기 먹었을 때의 칼로리인 300칼로리보다 월등히 낮고, 잡곡의 종류부터 채소까지 자신이 원하고 좋아하는 것들을 넣을 수 있으므로 골라먹는 재미도 있다.

그리고 다이어트 때문에 혼자만 따로 먹기 곤란하거나 괴로운 상황을 피해갈 수도 있는데, 마녀채소밥은 가족들과 한 식탁에 앉아 먹을 수 있다는 점도 다이어트를 가능케 만들어주는 좋은 부분이다. 다른 식구들은 그냥 밥, 나는 마녀채소밥을 먹으면 오케이다. 반찬을 곁들여서 먹을지라도 일단 밥에서부터 탄수화물 양과 칼로리가 낮아지니 조금은 마음이 놓인다.

또 고구마나 단호박보다 저렴하다. 고구마나 단호박 등 양질의 탄수화물을 매일 먹으려면 돈이 꽤 많이 들지만, 마녀채소밥은 잡곡과 제철 저렴한 채소만 있으면 되고, 한번 왕창 만들어서 냉동실에 얼려두고 먹어도 되니 간단하고 싸게 다이어트를 할 수 있다. 채소를 싫어하는 이들도 편하게 섬유질과 비타민을 섭취할 수 있는 장점이 많은 다이어트 음식이다. 현미와 원하는 잡곡(율무, 현미찹쌀, 보리,

늘보리, 찰보리, 검은쌀, 검은콩, 약콩, 서리태 등)과 원하는 채소(양배추, 무, 부추, 콩나물, 양파, 마늘, 생강, 버섯 등)를 준비한다. 처음에는 잡곡의 양에 비해 채소의 양이 두 배 정도 되도록 잡는다. 밥 반 채소 반! 채소는 잘게 채를 썰어 넣고 잡곡과 섞는다.

채소에도 수분이 많으니 물의 양을 일반 밥을 할 때보다 많이 넣으면 질어지거나 죽 같은 질감이 나올 수 있으니 본인 취향에 맞추어 조절한다. 잘 섞은 재료들을 전기밥솥에 넣고 1차 조리를 한다. '찜'모드로 익히고 나면 부피가 컸던 채소들의 숨이 죽는다. 만약 조금 더 진격의 다이어트를 하고 싶을 경우에는 1차 조리 후 채소를 한 번 더 넣어서 채소의 양을 늘린다. 그러면 같은 양의 밥을 퍼도 채소의 양이 많아지니 실제 탄수화물 섭취는 더 낮아지게 된다. 이렇게 한 번 찌는 과정을 통해 채소도 숨이 죽고 잡곡도 어느 정도 익은 상태가 되어 물의 양을 잡기가 쉬워진다. 채소는 약간 으깨질 정도로 익은 상태에서 너무 될 것 같으면 물을 조금씩 넣어주고, 촉촉한 상태라면 그냥 잡곡밥 모드로 밥을 하면 된다.

마녀채소밥에는 단백질이 첨가되어 있지 않으므로 여기에 단백질을 추가한다. 양은 여성 100그램, 남성은 150그램으로 생선 기준 한 토막 정도, 닭가슴살 한 쪽쯤이다. 밥 300그램 또는 한 공기+단백질 반찬(최대한 심심하게 고기, 두부, 생선, 달걀)을 추가한다. 같이 먹을 단백질 반찬에 간이 되어 있다면 밥은 그냥 먹고, 무염으로 굽거나 익혀 먹는다면 간장 한 큰 술에 참기름이나 들기름을 약간 넣어 양념 밥처럼 먹는다. 생채소, 굽거나 데친 채소를 더 넣어도 무방하다.

밥과 단백질 반찬으로 모자라 무언가 더 원한다면 채소를 추가하도록 한다. 역시 간은 가벼운 간장과 참기름 정도로 심심한 나물이라고 생각한다. 그냥 먹으면 가장 베스트. 마녀채소밥에 다이어트에 좋은 녹차가루를 뿌리면 비주얼은 별로지만 다이어트 기능은 강화된 슈렉밥이 탄생한다.

04 안방글래머피자

●

다이어트 걱정 없는 빵 없는 피자다. 다이어트를 망치지 않으면서 피자를 즐길 수 있다. 피자가 살이 찌는 이유에는 여러 가지가 있는데, 치즈와 토핑은 잘 고르면 그리 나쁘지 않으나 여기에 탄수화물 덩어리인 밀가루 도우가 합체되기 때문이다. 이 치명적인 단점을 보완한 피자가 바로 안방글래머피자다. 핵심은 빵을 빼서 최대한 탄수화물 섭취를 줄이고, 몸에 좋은 저칼로리 채소들을 토핑으로 활용하여 풍미와 맛, 칼로리까지 잡는다.

준비물은 각종 버섯, 마늘(통마늘), 달걀흰자 12개 , 피자 치즈, 케첩 혹은 토마토소스 적당량(싱겁더라도 1큰 술 권장), 양파다. 먼저 통마늘은 완전히 익혀주면, 물기를 살짝 묻혀서 렌지에 돌려 익히면

편하다. 통마늘이 들어가면 식감이 살아나고 맛도 있으며, 살짝 덩어리 치즈 같은 느낌도 든다. 저렴하면서 칼로리는 낮고 영양은 풍부한 버섯도 토핑으로 준비한다.

도우는 달걀흰자로 만든다. 흰자 12개 정도에 다진 마늘과 후춧가루를 넣고 휘휘 잘 섞어서 프라이팬에 올리브유를 두르고 뚜껑을 덮은 채 완전히 익혀주면, 제법 단단하고 모양 잡힌 도우가 완성될 것이다. 소스는 양파를 충분히 다져 올리브유를 두른 팬에 볶다가 시판용 토마토소스나 케첩을 넣는다. 이때 너무 많이 넣으면 염분이 올라가니 권장량은 팬 한 가득에 밥숟가락으로 크게 하나, 그냥 떠서 두 큰 술이다. 염분이 낮아져도 양파의 풍미가 있어 나쁘지 않다. 완성된 소스를 도우 위에 올리고 각종 토핑을 얹어 오븐에 넣는다. 오래 익힐 필요 없이 피자 치즈가 살짝 갈색이 될 때까지 구워주면 완성된다. 밀가루가 없는 무탄수화물 피자로 칼로리는 낮추고, 맛은 살리려고 노력한 레시피이다. 다이어트 중이라고 해도 이렇게 한 조각에 생채소를 곁들여 한 끼 식사로 먹는다면 전혀 문제 없이 다이어트를 해나갈 수 있다. 다이어트 피자 자체가 다이어트 식단이 될 수도 있다는 사실에 이 레시피를 촬영했던 당시 제작진들도 굉장히 놀라워했던 기억이 난다.

05 저염 돼지고기 김치볶음

●

다이어트에 좋은 저염 돼지고기 김치볶음은 칼칼하고 개운한 김치의 맛을 그리워하는 이들을 위한 즐거운 다이어트 음식이다. 밥한 공기보다 고기가 더 다이어트에 도움이 된다는 사실은 이미 충분한 학습을 통해 알고 있는 사실이지만, 아무리 고기가 다이어트에 좋아도 많은 양을 짜게 먹으면 도로아마타불이 되어버린다는 맹점은 분명히 있다. 그냥 먹어도 짠 김치를 돼지고기와 볶아서 먹는다면 염분을 너무 많이 섭취하게 된다는 단점이 있고, 상대적으로 채소도 덜 먹게 된다.

다이어트 저염 돼지고기 김치볶음의 포인트는 김치의 양을 줄이는 대신 다른 야채들을 많이 넣어서 야채 섭취를 늘리고 짠맛을 중화시키는 효과를 노리는 것이다. 또 고기의 양은 상대적으로 적으나 채소를 많이 넣었기 때문에 양이 많아서 뭔가를 먹은 듯한 뿌듯함이 있다. 가격 면에서도 매우 경쟁력이 있다. 돼지고기 뒷다리살은 저렴하게 구입이 가능하다. 부족한 감이 있다면, 두부와 곁들여 먹어도 훌륭한 식사가 된다.

돼지고기 뒷다리살(찌개용으로 썩뚝썩뚝 두껍게 썰어놓은 것을 파는데 너무 잘게 썬 것 말고 큼직하게 썬 것들이 더 맛있다) 또는 목살(덩어리를 사서 좋아하는 굵기로 썰어 사용해도 된다) 등 어떤 부위든 상관없이 반근을 구입한다. 김치 반 포기, 마늘, 풍미를 줄 수 있는 종류의 자신이 선호하는 조미 양념 매우 소량, 올리브유 약간, 깨소금 약간, 대파 반 단, 표고버섯 등 버섯 종류 한 팩, 매운 것을 좋아한다면 고춧가루나 청량고추를 준비한다.

팬을 달구고 올리브유를 약간 둘러준 다음에 고기를 넣되, 비계가 있는 부분이 팬의 바닥에 닿도록 한다. 뚜껑을 닫아 익히고 뒤적거리지 말고 어느 정도 색깔이 익은 듯 변했으면 재빨리 들어서 고기에서 흘러나온 기름을 살짝 따라버린다. 이제 김치를 썰어 넣고 고기와 섞어준다. 김치가 어느 정도 익으면 대파를 숭숭 썰어서 함께 익힌다. 매운 맛을 원한다면 고춧가루를 꽉꽉 넣고, 유기농 다시마 가루, 소고기 다시다 등 맛이 어우러지도록 소량의 자연조미료를 넣는다. 마지막으로 표고버섯을 넣고 숨이 죽어 익었다 싶으면 바로 접시에 덜어 깨소금을 뿌려 먹으면 된다. 곁들여 먹으면 좋을 음식은 두부와 상추, 깻잎 등의 쌈채소다. 저녁식단으로 권한다!

06 다이어트 쌈장

●

몸에는 좋지만 지나친 염분 섭취가 우려되는 된장, 콩으로 만들어 몸에 좋은 된장에 양파를 넣어 풍미를 더해주면, 염분이 낮아져 맛있고 건강한 다이어트를 가능케 한다. 그리고 여기저기 사용이 가능하고, 한꺼번에 만들어놓고 써도 되니 간편하다. 볶음밥, 무침, 볶음, 생채소 찍어먹기 등 월요일부터 다이어트를 계획하고 있다면 다용도 다이어트 된장소스를 만들어서 적극 활용해보자.

된장(슈퍼에서 파는 일반된장도 괜찮음)과 양파, 허브가루, 다진마늘을 준비한다. 팬에 올리브유를 두르고 잘게 썬 양파와 다진 마늘을 볶는다. 여기에 허브가루를 뿌려주고, 웬만큼 볶아졌을 때 된장도 함께 넣어 약한 불로 양파가 완전히 물러질 때까지 천천히 익힌다. 이때 양파와 된장의 비율이 중요한데, 양파 1개당 밥숟가락으로 된장 1큰 술 정도로 생각하면 된다. 다 된 후에는 통에 나누어 담은 다음 식혀서 필요할 때마다 조금씩 사용한다.

채소를 듬뿍 썰어서 올리브유를 약간 두른 팬에 이 소스를 살짝 넣고 볶아주면, 담백한 된장향의 채소볶음이 완성된다. 여기에 달걀 2개 또는 돼지고기나 소고기 100-150그램, 두부 반 모, 참치 캔 하나 등 다양한 단백질 종류를 더해서 먹으면 한 끼 식사로 그만이다.

07 차돌박이 된장스프

●

다이어트를 위해서라면 녹말성 탄수화물의 섭취를 줄이는 것이 관건, 우리 개념으로 찌개를 외국의 스프라고 생각한다. 그 자체가 메인이 될 수 있다는 뜻이다. 밥을 반드시 곁들여 먹어야 한다는 강박은 버리고 밥, 빵, 밀가루, 국수, 감자 등등 녹말성탄수화물을 줄이면서 단백질 섭취를 늘리는 식습관을 기른다. 염분에만 주의한다면 충분히 가능하다. 차돌박이 된장스프는 잃어버린 입맛을 돋아주면서 염분 섭취를 줄이는 대신 칼칼한 맛을 더해주는 된장찌개라고 이해하면 된다. 차돌박이 고기와 두부가 듬뿍 들어가 있어 단백질 섭취와 맛을 함께 챙길 수 있고, 채소 섭취도 충분하다.

차돌박이 고기 100그램, 두부1/3모, 청량고추, 양파, 호박, 다진 마늘, 된장, 고춧가루를 준비한다. 양파와 호박은 적당한 크기로 썰어두고, 우선 냄비에 차돌박이와 다진 마늘과 청량고추를 넣어 볶아준다(차돌박이에서 기름이 나오므로 기름은 따로 넣지 않아도 된다). 고기가 살짝 익으면 양파를 넣어 같이 볶다가, 된장을 밥숟가락으로 한 큰 술 넣는다. 양파가 익으면 물을 붓고 끓인다. 된장의 양이 많지 않으므로 물은 많이 넣지 않아도 된다. 팔팔 끓으면 두부와 호박을 넣고, 한 번 더 익힌다.

08 안방글래머 프로틴스무디

●

끼니로 손색없는 안방글래머 프로틴스무디다. 먼저 지방과 탄수화물 함량이 최대한 낮거나 0인 프로틴파우더를 구입한다. 바닐라 맛이나 초코맛을 추천한다. 얼음과 믹서를 준비하고, 프로틴파우더를 한 스푼, 두유를 200ml를 넣는다. 두유를 넣으면 우유를 넣었을 때보다 풍미가 살아난다. 바나나는 통째로 얼려두었다가 중간 크기로 하나 기준 1/3이나 1/4를 넣는다. 감미료 한 봉과 인스턴트커피 가루 한 스푼을 추가하고, 변비가 있다면 식이섬유나 파이버가루를 첨가하여 갈아서 먹는다.

09 고기 굽기 테크닉

●

기름을 최소화해서 맛나게 닭가슴살 및 돼지고기나 소고기를 굽는 방법으로 보통 오븐을 이용해서 굽거나 삶는 방식을 추천하지만, 두 가지 모두 단점이 있다. 오븐의 경우, 활용하기가 번거롭다. 삶거나 찌는 것은 매우 좋으나 지방이 낮은 부위라면 종이 씹는 맛이 나기 쉽다. 요즈음은 프라이팬이 대부분 코팅이 잘 되어 있으므로 기름을 아주 조금만 쓰더라도 쉽고 맛있게 고기를 구울 수 있다. 기름은 반 큰 술에서 한 큰 술을 넘지 않게 넣어주는데, 김을 잴 때 쓰는 솔이나 작은 고기 한 조각을 사용해서 프라이팬에 고루 발라준다.

이렇게 하면 적은 양으로도 큰 프라이팬을 다 두를 수 있다.

　기름을 바른 프라이팬에 고기를 촘촘하게 쭉 깐다. 촘촘하게 까는 이유는 여백이 있으면 그 여백으로 기름이나 수분이 흘러나와 탈 수 있기 때문이다. 그리고 뚜껑을 닫아 한 면이 완벽히 익을 때까지 뒤적거리지 않는다. 고기에서 육즙이 나와 팬에 붙지 않는 상태가 되고 한 쪽 면이 다 익으면, 뒤집어 반대쪽 면을 익히고 다 익어 덜어낸 자리에 다른 고기를 올려 굽는다. 이 방식을 사용하면 아주 적은 기름을 바른 팬으로 고기 1-2kg를 모두 구울 수 있으며, 고소하고 맛나게 구워진다. 이렇게 한꺼번에 구워진 고기를 냉동실이나 냉장실에 넣어두고, 끼니 때마다 조금씩 꺼내 먹는다.

10 고기샐러드

●

　실제로 지도했을 때 거부감 없이 효과를 많이 볼 수 있었던 레시피다. 돼지고기 등심, 안심 등 저지방부위 600그램(1회당 100그램씩)과 양상추 등 원하는 녹색채소, 파프리카 및 방울토마토, 발사믹 식초와 올리브유를 준비한다. 프라이팬과 허브가루, 후춧가루, 생강가루도 필요하다. 채소는 미리 씻어 물기를 빼놓고, 올리브유를 살짝 두른 팬에 고기를 익힌다. 생강가루와 후춧가루 그리고 허브가루까지 아낌없이 넣어 고기의 잡내를 잡아준다. 차가운 성질의 돼지고기에는 따듯한 생강가루를 넣으면 궁합이 잘 맞다. 다 익은 고기는 식혀서 채소 위에 100그램을 재 올린다. 발사믹식초와 올리브유를 섞은 가벼운 드레싱을 뿌려서 고구마, 단호박, 현미밥 100그램 중 한 가지를 골라 함께 먹는다. 저녁식사라면 탄수화물을 빼고 먹기를 추천!

다이어트 후의 컨트롤이 성공을 좌우한다

다이어트는 언제까지 해야 하는가에 대한 답은 누누이 이야기하지만, 평생이다. 하지만 수위를 어떻게 조절하고, 균형을 맞춰가는지는 각자에게 달렸다. 체질상 마르게 태어나 아무리 먹어도 마른 몸을 유지하는 사람을 제외하고는, 정상적인 인간이라면 많이 먹는 만큼 살이 찌고 안 먹다 먹어도 찐다. 또 다이어트 식단을 열심히 유지하다가 목표를 달성한 이후에 멘탈이 붕괴되는 경우를 너무도 많이 목격했기에 다이어트 후에도 어떻게 유지해나갈 것인가가 더 중요할 수 있다.

나의 지인은 고구마를 아주 좋아한다. 그래서 나는 그녀를 고구마 선생님이라고 부른다. 그녀는 다이어트를 할 때 고구마를 선택하였는데 그 이유는, 평생 먹어도 질리지 않고 먹을 수 있겠단다. 그렇게 고구마 선생님은 즐거운 비명을 지르며, 어렵지 않게 10킬로그램을 덜어내는 데 성공했다. 이제 그녀에게 한두 끼를 식사대용으로 먹어도 무리가 없는 고구마로 간단하게 끼니를 해결하는 것은 괴로운 다이어트가 아니라 습관이 되었고, 간혹 외식이 있으면 나가서 맛있는 것도 먹는다.

특별한 일이 없을 때는 고구마 다이어트 식단을 바탕으로 평소의 식생활을 유지하면서 지금까지도 매우 잘 관리하고 있다. 심지어는 계속 살이 빠지고 있다. 즉, 좋아하는 음식을 찾고, 자신의 스타일을 분석하여 해나간 다이어트는 '다이어트'가 아닌 라이프스타일이 되므로 그 이후 요요현상을 두려워할 필요가 없다.

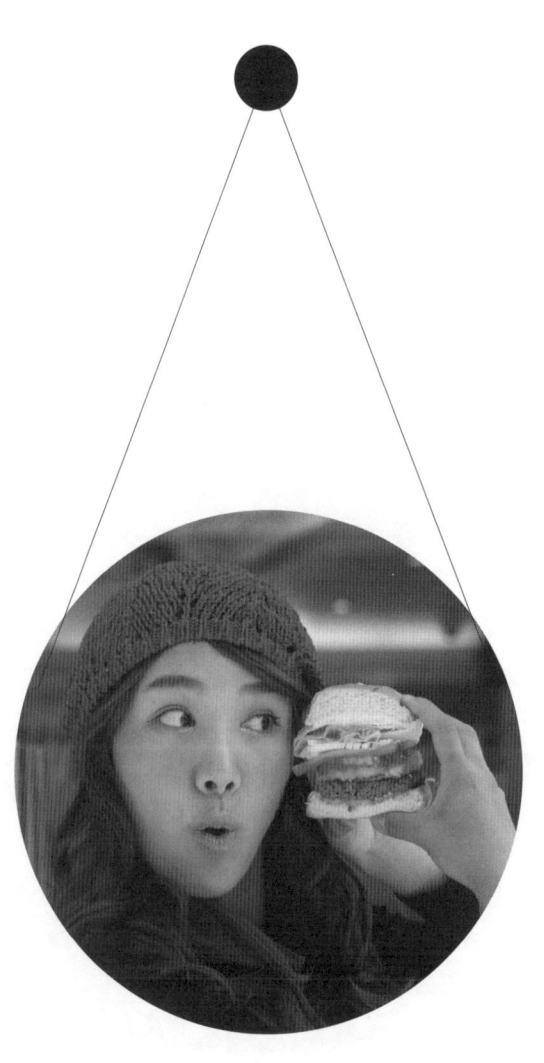

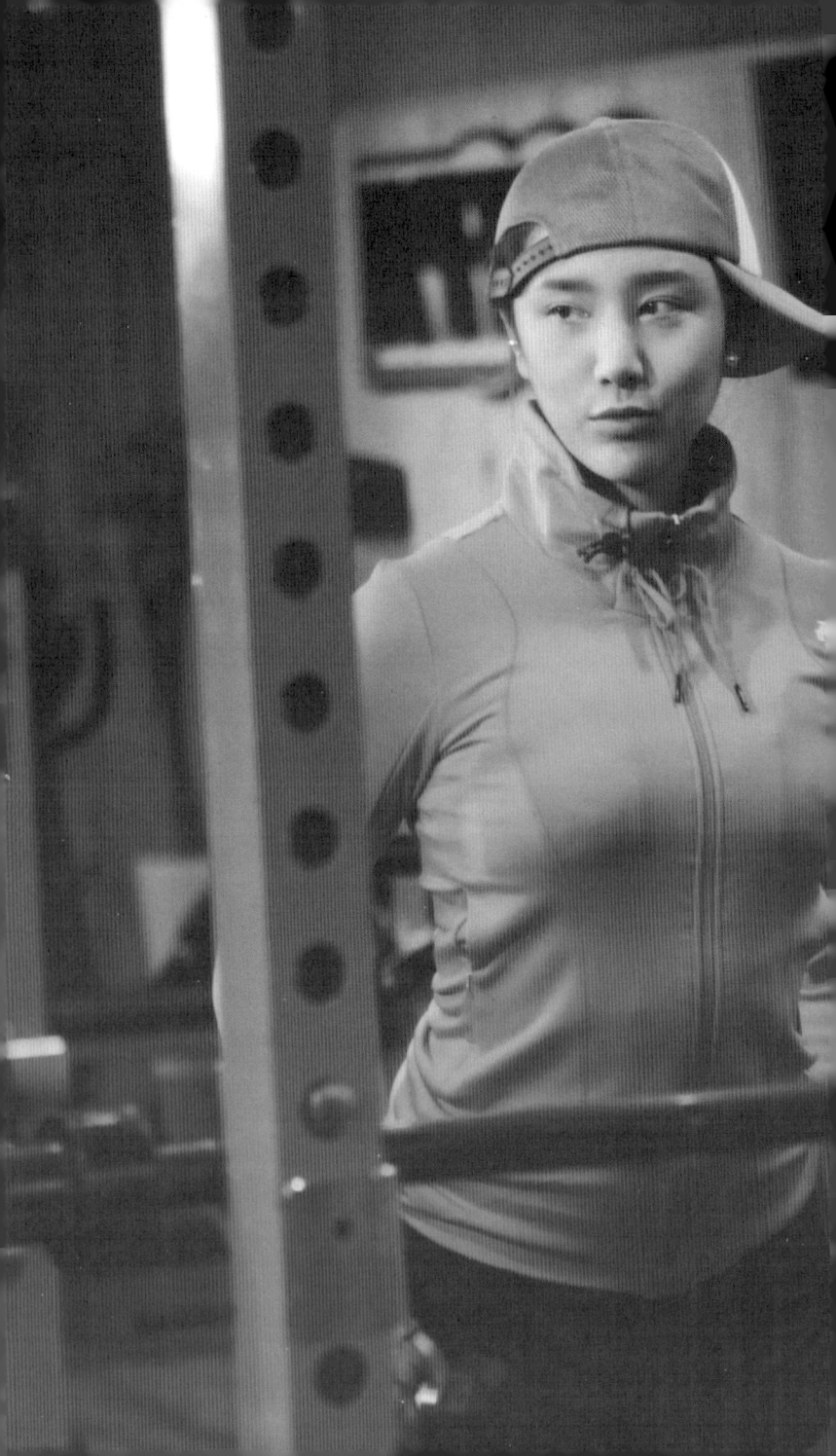

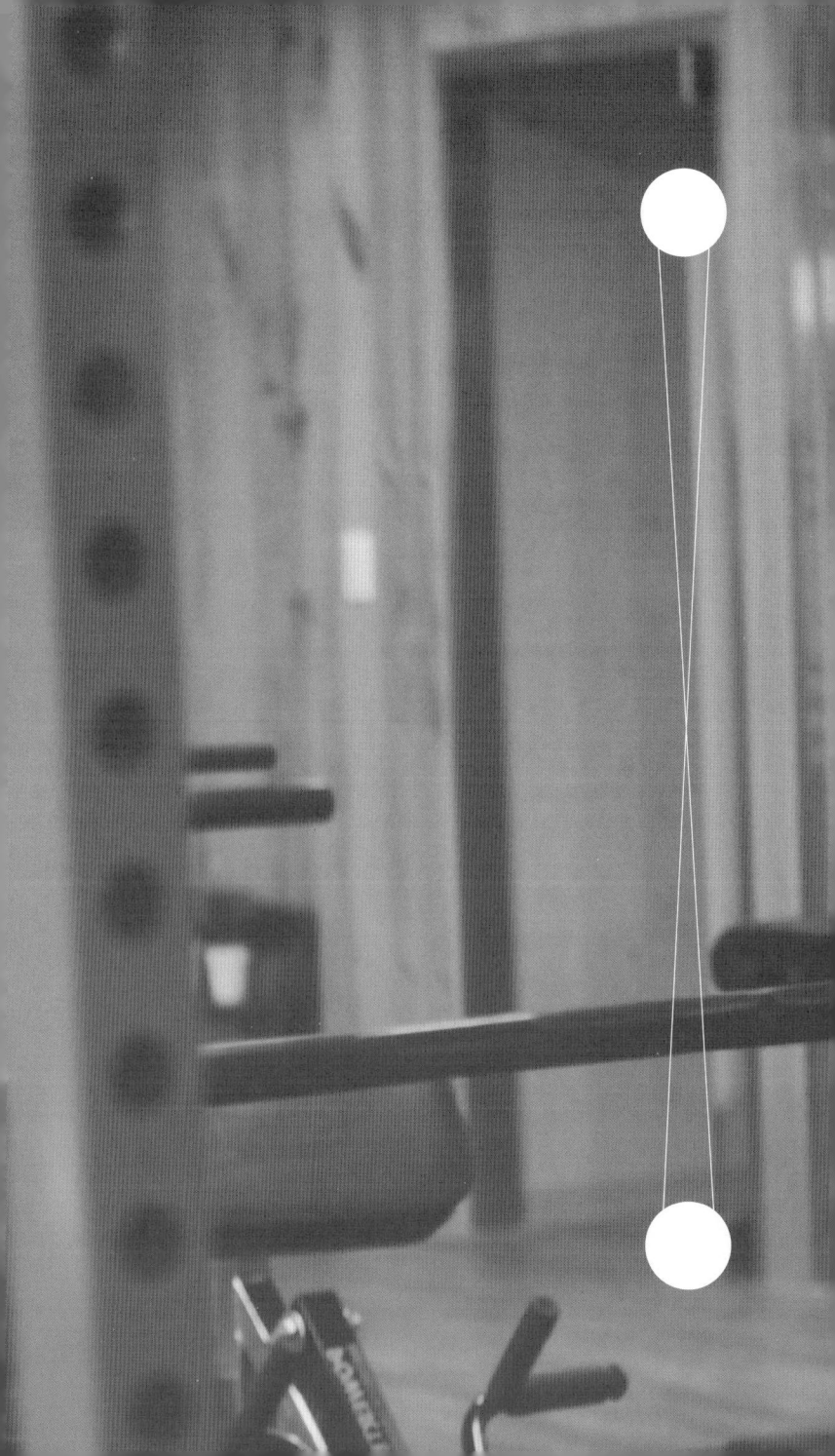

08 보이지 않는 비밀

싸이의 배가 계속 나와 있는 이유

유튜브 조회수 8억 건 돌파, 아시아인 최초 빌보드 차트 2위 석권! 2012년 연말, 싸이는 연일 자신을 둘러싼 기록을 갈아치우며 대한민국 및 세계 가요의 역사를 다시 썼다. 이제는 글로벌 스타가 된 싸이는 위풍당당한 몸매만큼이나 무대 위에서 언제나 에너지 넘치는 모습을 보여준다. 그런데 그런 싸이를 보면서 누구나 마음 한 켠으로 나와 같은 생각을 할 것이다.

'아니, 저렇게 동해 번쩍 서해 번쩍 뛰어다니고, 매일 빡빡한 스케줄에 쫓겨 다니느라 에너지 소비량은 최고일 것 같은데 왜 살은 안 빠질까?'

활동성이 많음에도 풍만한 '뱃심'을 꾸준히 유지하는 그의 능력 (?)이 의아하다. 우리 주변에도 싸이처럼 에너지 소비량이 많아도 남들보다 살이 잘 빠지지 않는 이들이 있다. 타고나길 같은 양을 먹어도 살이 덜 찌거나 마른 사람이 있고, 늘 주의해야 하는 체질의 사람이 있긴 하지만, 무의식적으로 군것질을 달고 살지는 않는지 일상을 점검해볼 필요가 있다. 그리고 한 가지 더 여기서 주목해야 하는 대목은 바로 '기초대사량'이다. 기초대사량은 아무것도 하지 않을 때, 심지어 잠을 자고 있는 동안에도 소비되는 에너지를 뜻한다. 이는 나이, 성별, 체중, 인종, 체격, 계절, 먹고 운동하는 일상적인 행동에 의해서도 달라질 수 있다.

  남성은 66.47+(13.75×체중)+(5×키)-(6.76×나이)로, 여성은 655.1+(9.56×체중)+(1.85×키)-(4.68×나이)로 계산할 수 있다. 간단하게는 (체중×2.2)×11로 체크할 수 있는데, 보통 30세 이하라고 가정했을 때 운동량이 부족하면 30%, 보통이면 40%, 충분하면 50% 정도를 기초 칼로리 요구량에 곱하면 신진대사율이 나온다. 신진대사율이란, 체내에 저장된 에너지를 일을 할 수 있는 에너지로 바꾸어주는 속도를 말한다. 신진대사율은 기초대사량과 마찬가지로 근육, 운동, 음식 섭취 등 여러 가지 요소에 의해 바뀔 수 있다. 예를 들어, 몸무게 70킬로그램에 운동량이 충분한 20대라면 1,694×0.5=847이 기초대사량이다. 즉, 이 70킬로그램의 20대가 지금 상태를 유지하기 위해서 필요한 칼로리는 기초대사량+신진대사율로서,

1,694+845=2,539 정도의 칼로리가 필요하다는 뜻이다. 고로 기초
대사량은 젊은 사람이 더 높고, 운동을 열심히 하고 근육량이 많은
사람이 더 높다.

근육은 신진대사를 만들어내는 용광로다. 근육 1킬로그램당 하
루에 소비하는 에너지는 약 110칼로리라고 보는데, 굶기 다이어트
로 근육이 1킬로그램씩 손실될 때마다 신진대사는 하루에 110칼로
리씩 느려진다고 보면 된다. 신진대사 속도가 느려지면 그만큼 먹는
음식도 줄어야 하는데, 그렇지 않으면 먹는 족족 살로 간다. 나이가
들수록 살이 찔 확률이 높아지는 것도 이와 같은 개념이다. 몸무게
가 늘지 않는 경우에도 무겁고 조밀한 근육조직이 이보다 가볍고 팽
창성 있는 지방조직이 늘면서 살이 붙는다. 한 살 한 살 나이가 먹어
갈수록 떨어지는 기초대사량과 신진대사율을 높이기 위한 방법은
세월을 거스를 수 없는 이상 운동을 열심히 하고, 바르게 음식을 섭
취하여 탄탄한 몸을 기르는 수밖에 없다!

기초대사량은 몇 가지 노력을 꾸준히 지속하면 높아질 수 있으니
굳이 피트니스 센터에서 흠뻑 땀 흘리지 않더라도 비만을 극복할 수
있는 생활 속 작은 습관을 만들어가야 한다. 그 방법 첫 번째는 올바
른 식사다. 하루 3회 이상의 규칙적인 식사는 매우 중요하다. 대부
분 적게 먹으면 빠진다는 오류를 범하는데, 한 번에 몰아 먹을 것들
의 양을 소량으로 나누어 지속적으로 넣어주는 것이 가장 좋은 방법

이다. 식사를 거르는 일이 지속되면 신체는 대사율이 떨어지고, 영양소를 많이 저장하려는 반응을 보이게 된다. 인체는 항상 자기 방어 기전이 있기 때문에, 주인이 언제 나를 또 굶길지 모르니 최대한 지방으로 축적해두려는 본능이 있다. 우리 몸의 신진대사가 떨어지기 전에 영양을 공급해 계속 활활 탈 수 있는 상태를 만들어주는 것이 중요하다.

두 번째로 운동을 빼놓을 수 없다. 지방은 1킬로그램당 3칼로리 정도, 근육은 1킬로그램당 110칼로리 정도를 소비할 만큼 지방과 근육의 에너지 소비량 차이가 크다. 따라서 기초대사량을 늘리려면 유산소운동과 무산소운동의 적절한 조화로 근육을 증가시켜야 한다. 근육이 1킬로그램 증가하면, 대략 13-30칼로리의 기초대사량이 증가한다는 계산이 나온다. 고로 운동과 다이어트는 베스트 프렌드이자 커플이다. 유산소운동에 지나치게 집착하는 대신 근력운동과 유산소운동을 효과적으로 조합하여 실시한다.

마지막으로 수면도 큰 영향을 미치는데, 수면 시간이 부족하면 식욕이 촉진되어 음식 섭취량이 증가하고 체중이 늘어난다. 다이어트를 실패하는 이들을 보면, 엉망진창인 생활패턴을 가진 경우가 많다. 먼저 자신의 라이프스타일, 생활패턴과 수면 습관을 점검해보자. 잠이 모자라도 살이 찌지만, 그렇다고 무조건 잠만 자는 것 또한 좋지 않다. 활동량이 줄어들고 기초대사량과 활동에너지 소모량이 모두 감소되므로 같은 양을 먹어도 살이 찔 가능성이 높아지기 때문이다. 가장 효과적인 수면 방법은 성장호르몬의 분비가 가장 많은 밤 12시에서 새벽 2시 사이에는 반드시 눈을 붙이고, 하루에 최소한 6시간은 숙면을 취하는 것이 날씬하고 건강해지는 지름길이다.

이렇게 차곡차곡 쌓듯이 기초대사량을 높여간다면, 들어간 만큼 확실히 모두 태우는 상태로 변하게 되므로 다이어트와 몸 만들기가 점점 쉬워진다. 분명히 글로벌 스타 싸이의 배가 들어가지 않는 것은 식습관이나 기타 등등 여러 가지 이유가 있겠지만, 근본적인 부분들을 확실히 개선하여 기초대사량을 높여준다면 언젠가 선명한 복근을 자랑하는 싸이를 보는 것도 가능하지 않을까?

다이어트와 운동에 대한 오해

1. 땀 빼면 살이 빠진다?

땀복같이 인위적으로 통풍을 차단하여 땀이 나게 하는 옷을 입고 운동을 한다고 해서 살이 빠지지는 않는다. 땀복을 입거나 사우나를 하면 느낌상으로는 왠지 살이 빠지는 기분이 들지만, 빠지는 것은 수분일 뿐이고 오히려 몸의 움직임을 볼 수가 없어 효율과 집중력이 떨어진다. 멋진 라인과 잔근육을 만들고 싶다면 오히려 수분은 충분히 섭취하고 지방을 없애야 한다. 땀만 빼는 것은 순환을 막아 오히려 원활한 신체작용에 방해가 될 수 있으며, 그로써 컨디션은 저하되고 피부에도 좋지 않다. 최악은 몸무게가 느는 것이 싫다며 땀을 잔뜩 흘리면서 물도 마시지 않는 경우다. 이것은 흔히 계체량을 위해 수분을 조절하는 운동선수들이 쓰는 방법이다. 수분이 빠져 일시적으로 줄어든 몸무게에 집착하지 말고, 가벼운 의상을 입고 제대로 운동하자.

2. 특정 부위만 빼고 싶다?

다이어트나 운동 상담 시 받는 많은 질문 중 하나다. 허벅지가 굵어서, 뱃살 때문에 고민이라면서 문제가 되는 부위만 빼고 싶다고 부위별 운동법에 대해 묻는다. 그러나 우리 몸은 미묘하게 연결되어 있어서 절대로 한 부위만 관리해서는 원하는 몸매를 만들 수 없고, 살을 빼기 위해서도 한 부위의 운동만으로는 몸이 예쁘게 변하지 않는다. 다양한 부위를 움직이며 운동을 해야만 전체적으로 지방이 감소하면서 자연스럽게 문제되는 부위도 해결할 수 있다. 부위별 운동은 정확한 플랜을 짜서 골고루 해주되 원하는 부위의 비중을 높이는 방법을 택한다.

3. 근력운동은 필요없다?

아직까지도 많은 여성은 근력운동을 피하려는 경향이 강한 것 같다. 하지만 근력운동은 탄탄한 몸을 만들기 위해 필수적이다. 근육이 없다면 나이가 들수록 살이 찌고 늘어진 몸의 소유자가 될 뿐이다. 타고난 골격과 덩치가 있고, 금방 근육이 단단해지는 체질이라면, 지방이 끼지 않도록 식이조절을 잘 하면서 빠르게 횟수를 많이하는 방식으로 운동하고 충분히 스트레칭을 해준다. 정상적인 몸에 볼륨과 탄력을 더하고 싶다면, 무거운 듯한 무게로 천천히 느낌을살려 운동한다.

할 것이다/하고 싶다/하기 싫다 /했다/하지 않았다

아침부터 이어진 미팅에 초저녁이 되어 집에 들어오자마자 방바닥에 엎드려 어설픈 낮잠을 자버렸다. 잠이 없는 내게 있어 해가 떠있을 때의 수면은 '밤에 잠은 다 잤다'를 의미한다. 깨고 나니 갑자기 밀려드는 허기, 이때부터 부정적인 마음들과의 치열한 전쟁이 시작됐다. 원래 아침나절에 계획했던 하루는, 미팅과 촬영을 마친 후에 여유 있게 홀로 밖에서 광합성을 하며 늦은 점심식사를 한 다음, 헬스장으로 이동해 열심히 운동을 하는 거였다. 느긋한 샤워까지 마치고 귀가해서 이런저런 일을 마무리한 다음, 뿌듯한 마음으로 잠들려는 야심찬 계획이었건만, 애초에 첫 미팅부터 변경돼버린 스케줄때문에 피곤했던 탓인지 집에 오자마자 방바닥에 작은 웅덩이를 만들며 곯아떨어져 버렸다. 깨어나니 배고픔의 유혹이 밀려왔다. 그러나 여기에서 무너지게 되면 배부른 상태에서 운동은 더욱 하기 싫을 테고, 그렇게 밍기적거리다가 다시 잠든다면 그야말로 최악의 하루가 될 것 같았다. 얼음 잔뜩 넣어 우롱차를 한 사발 들이켜 허기를 달래고, 집 나간 정신머리가 돌아오기 전에 재빨리 운동화를 신었다.

자주 겪게 되는 나의 어려움은 바로 '귀차니즘'이다. 블로그에 매일 업데이트하는 안방글래머운동프로그램은 실제로 내게도 최고의 운동이다. 카메라가 돌고 있으니 무조건 횟수를 채우면서 자세를 정확히 유지해야 하고, 중간에 하기 싫어도 포기할 수 없으니 비록 내가 찍는 것이긴 하나 시간 대비 효율성은 그만이다. 혼자 운동할 때의 단점 중 하나인 중도 포기가 불가능하므로, 탭을 세우고 촬영버튼을 누르면 죽이 되든 밥이 되든 끝까지 운동을 해야 한다. 그래서 믿거나 말거나 나조차도 운동촬영을 하기 전에 매번 고심한다. 특히나 지난 여름은 괴로웠다. 에어컨을 틀어도 더운 방안이란……

귀차니즘의 공격을 받을 때의 솔루션은 더 무거워지기 전에 얼른 시작하는 것이다. 그렇게 40분짜리 운동프로그램을 완성했다. 하기 싫던 운동촬영을 무사히 마치자 등에 찰싹 붙어 있던 피로함과 멍한 기운이 달아났다. 이 여세를 몰아 거실의 워킹머신으로 직진해 쉴 틈을 주지 않고 발을 움직였다. 헬스장에서의 시스템과 동일한 방식으로 근력운동 후 유산소운동으로 마무리했다. 3,000원짜리 덤벨과 18만 원짜리 워킹머신으로도 호텔 헬스장 회원권 이상의 가치를 만들어낼 수 있다. 단, 스스로 '실천한다'는 전제조건만 있다면.

어젯밤에 운동을 해서인지 몸이 가볍다. 현재 시각은 6시 46분. 씩씩하게 골프채 몇 개를 들고 걸어서 연습장에 가려고 나섰다. 이렇게 시작한 오늘 하루도 나는 계속되는 크고 작은 어려움과 두려움과 귀차니즘과 갈등과 사투를 벌이겠지?

'할 것이다 / 하고 싶다/ 하기 싫다 / 했다 / 하지 않았다.'

사랑이든, 다이어트든, 운동이든, 일이든, 인생을 채우고 있는 이 카테고리들 전부에게 적용되는 컨디션이다. 결론은 누구도 알 수 없지만, 분명한 한 가지 정답은 지금 내 안에 있다.

미칠 수 있다면 변한다

내가 가진 몇 가지 딜레마 중 하나는 '섹시함'에 대한 문제다. 많은 사람이 다소 강하고 이국적으로 보이는 나의 외모를 보고 섹시한 사람으로 오해하곤 한다. 대다수가 섹시함이라고 표현하는 말의 의미는 보통 외형적으로 강하고 야하게 보이는 등 본능적인 색기를 지닌 경우가 많지 않은가. 이성을 유혹하는 데 도가 텄을 법한 사람, 연애를 시작하면 마법과 같은 밀당의 기술을 펼치며 상대를 들었다

났다 하는 요물 캐릭터도 '섹시한 사람'으로 분류된다. 그러나 불행히도 나는 그런 의미의 섹시함과는 완전히 반대되는 사람이다. 운동을 할 때도 몸이 드러나는 옷을 입으면 안절부절못하고, 나이트나 클럽에서도 외간(?) 남자와 얽혀본 역사가 없다. 특히 연애에 있어서는 내 남자가 아니면 모두 돌같이 보는 참으로 재미없고 지고지순한 스타일의 사랑을 추구하는 유치한 로맨티스트다.

"아름이는 진짜 순진해. 심지어 이 얼굴로 얘는 순수하기까지 해."

몇 달 전, 십년지기 지인이 누군가에게 나를 소개했던 멘트다. 웃어야 할지 울어야 할지 모르겠다. 하지만 고정적인 비주얼 타입과 이미지, 야한 색기에서 벗어난다면 이야기가 좀 달라진다. 내가 생각하는 진정한 섹시함이란, 자신이 미치도록 좋아하는 무언가에 깊이 빠져 있는 살아 있는 눈빛이다. 또 내면의 열정과 내공을 발산하는 자신감 있는 음성이다. 이렇게 강력한 무기가 있는 사람에게선 왕가슴에 인형 같은 얼굴, 식스팩 바디, 싱싱하고 어린 육체나 '홍홍'대는 콧소리와는 감히 비교할 수 없는 마성의 페로몬이 분사된다. 그리고 그러한 섹시함은 노화의 속도와 세월의 흐름 앞에서도 사그라지지 않는다는 최고의 강점을 지닌다. 대부분의 사람이 지치고 힘들어 타협하거나 꿈과 열정을 포기하면서 스스로 자신만이 가지고 있는 섹시함을 쉽게 포기한다. 하지만 이것을 놓아버리지 않는다면 나이가 들수록 섹시함은 농익으며, 배가 될 수 있다.

　몸을 아름답게 가꾸고, 건강하게 살아가고 싶은 이들에게 추천할 만한 방법은 무슨 움직임이든 상관없으니 미칠 수 있고 즐길 수 있는 것을 찾으라는 것이다. 때려 죽어도 웨이트는 지겹다면, 서핑이든, 골프든, 야구든, 축구든 상관없이 스스로 재미를 느끼면서 할 수 있는 놀이를 찾아라. 2013년, 나의 기억에 남는 몇 가지 키워드들 중 단연 베스트3 안에 든다고 자신 있게 말할 수 있는 단어는 바로 서핑이다! 단 몇 번 만에 제대로 서핑에 꽂혀버렸다. 꼭 해봐야겠다고 마음만 먹었다가 꽃피는 봄이 올 때 즈음이었나? 지인들을 따라 서핑하러 갔던 그 첫 경험(?)은 너무나도 강렬했었다. 그 후에는 자다가도 파도 소리가 귓가에 들릴 정도로 무섭게 매혹되었다. 억지스레 살을 빼고, 몸을 만들기 위해 지루함과 괴로움을 참고 하는 운동보다, 마음과 몸이 끌리는 움직임을 시작한다면 말려도 스스로 움직이고 싶어지는 법이다.

　서핑에 빠진 지인들은 점점 더 슬림해졌다. 영화 속에서 보았던 서퍼들을 떠올려보아도 답이 나온다. 날렵하고 쫀쫀한 잔근육을 자랑하는 바디로 보드를 타고 파도 사이를 누비는 서퍼들 중에 후덕하고 배가 나온 무거운 몸매의 소유자는 없다. 물론 취미로 즐기는 정도로 어찌 그렇게까지 몸을 만들 수 있겠느냐만은, 희한하게도 마니아들은 공통적으로 이렇게 말한다.

"서핑을 즐길수록 보드 위에서 묵직하게 느껴지는 게 싫어. 좀 더 강하게 패들링(보드에 누워 팔을 저어 앞으로 나가는 동작)했으면 좋겠어."

그래서 그들은 자연스럽게 몸을 관리하면서 기초체력과 기본적인 등 근육을 강하게 만드는 움직임을 일상에 추가한다. 그들에게 운동은 보기 좋은 몸을 만들고 체중을 줄이기 위해 억지로 하는 괴로움이 아니라 내가 좋아하는 것을 더욱 멋지게 즐기기 위한 작은 노력인 것이다.

당신에게 무조건 뛰어라, 걸어라, 덤벨과 바벨을 들어라, 요가를 해라 등등의 1차원적인 조언을 하고 싶지는 않다. 미치게 사랑할 수 있는 움직임을 찾는다면, 자신도 모르게 당신 스스로 변화할 것이다. 시간을 내서 따뜻한 나라로 서핑과 골프 여행을 떠나고 싶다. 하와이안 프린트의 비키니를 입은 진격의 서퍼와 파워 드라이브샷을 마음껏 날리는 섹시한 골퍼로!

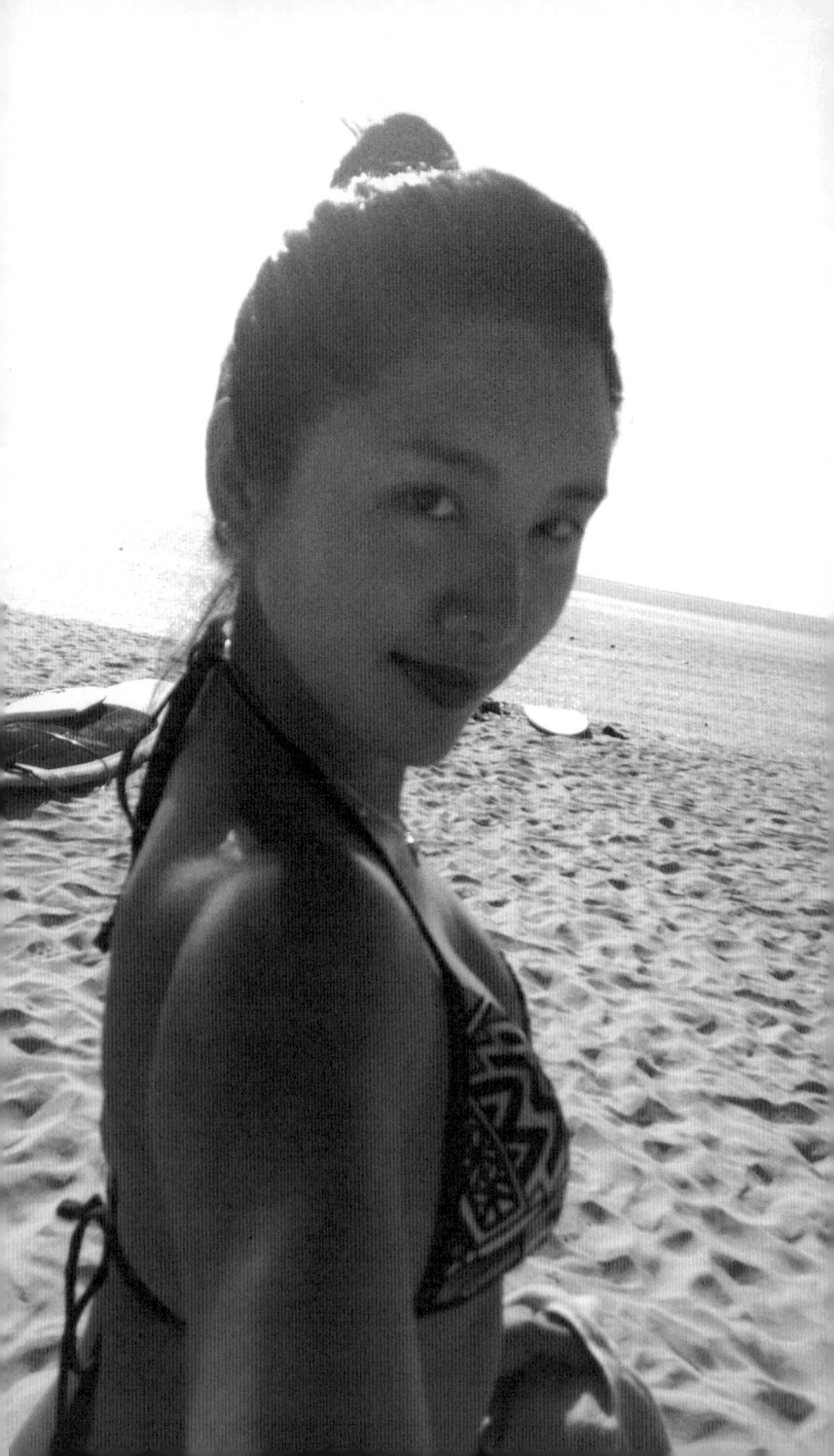

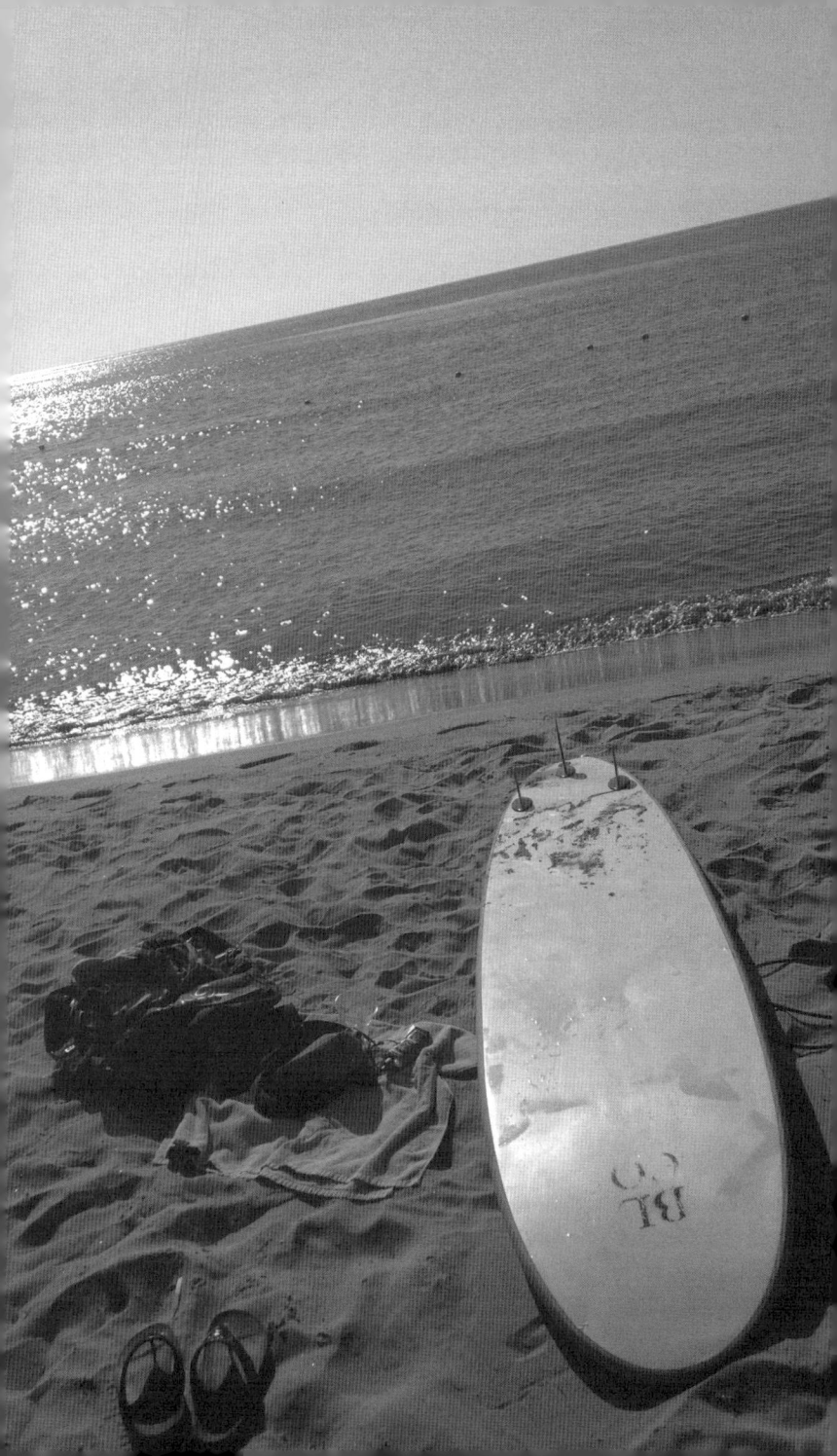

09 우리 몸은 레고가 아니다

나만의 운동 프로그램 만들기

2009년 11월, SBS스타킹의 '안방보톡스운동법'을 시작으로 몇 차례 검색어 1위를 차지한 경험이 있다. 2012년 여름이었다. 스토리온 〈다이어트워〉에 단 1회 출연만으로 며칠간 1위에서 3위를 왔다 갔다 하는 다소 이해하기 힘든 상황이 터졌다. 올림픽이 한창이던 당시 내 이름 석 자와 발레피트니스, 발레다이어트가 박태환 선수와 때마침 터졌던 모 걸그룹 스캔들 사태를 제치고 1위를 유지했다. 지금 생각해도 엄청난 미스터리다. 중반부로 달려가던 〈다이어트워〉에서는 초고도비만자들의 체중감량 서바이벌이 한창 진행 중이었는데, 나는 라인을 잡아주는 특별 트레이너로 출연했었다. 그리고 그들에게 안방발레피트니스라는 제목으로 운동을 지도했다.

정통적인 운동 이외에 다른 여러 가지 움직임에도 관심이 많은 나는 운동을 할 때 몸에 대한 느낌을 잘 이해하게 만들어줄 수 있으리라는 생각으로 발레 개인 교습을 받은 적이 있었다. 발레의 기본 동작들을 정식으로 배웠는데, 레오타드를 입은 나를 보고 '뚱뚱한 발레리나' 같다고 했던 엄마의 악평을 빼면(마른 체형인 발레리나들에 비해서는 뚱뚱해보일 수 있으나, 나는 시종일관 엄마에게 반기를 들며 이것은 뚱뚱한 게 아니라 섹시한 것이라고 혼자 우겼다) 발레를 배우면서 분명히 나는 많은 영감을 얻었다. 자세 교정에도 효과적이었으며, 몸의 움직임에 대한 감각이 떨어지는 여성들에게도 큰 도움이 된다는 것을 깨달았다. 이때의 경험을 바탕으로 나만의 발레피트니스 프로그램을 만들 수 있었고, 이를 〈다이어트워〉에서 선보인 결과, 감사하게도 그 아이템이 '빵' 터져주었던 것이다. 그러나 많은 이들이 광클릭했던 정아름의 발레피트니스는 기존에 알려진 다른 발레피트니스의 동작들과 그리 엄청난 차이가 나는 건 아니었다. 단지 대중들이 내 설명과 이론을 쉽게 이해하고 받아들여주었고, 동작의 구성이 다르다는 약간의 특별함이 있을 뿐이었다.

　몇 번만 따라 해도, 단 몇 분만으로도 살이 쭉쭉 빠지고 몸매가 바뀐다는 마법 같은 운동법을 찾아 오늘도 인터넷의 바다를 헤엄치고 있는가? 의미 없는 서칭은 그만두었으면 좋겠다. 앞서 언급했던 일화처럼 엄청나게 특별한 운동법이 존재할 리 만무하기 때문이다. 인류가 더 진화해서 팔과 다리가 각각 2개에서 4개 이상으로 늘어나는 등 몸의 구조가 변하지 않는 이상, 우리가 알고 있는 운동법을 획기적으로 뛰어넘는 새로운 동작들이 나오기란 어렵다.

당신이 "심봤다!"라고 외칠 만큼 새로운 운동법들은 늘 알던 운동들의 재조합 정도일 뿐이다. 하체운동의 지존인 스쿼트를 예로 들어보자. 스쿼트 동작을 어떻게 수행하느냐에 따라 자극이 더 가는 쪽이 허벅지냐 엉덩이냐가 결정된다. 하체를 강화했을 때 수반되는 오만가지 장점들이 상황에 따라 대상과 완전히 다른 운동인 것처럼 포장될 수 있는 것이다. 밤이 두렵지 않은 정력운동이 되기도 하고, 섹시한 엉덩이를 만들어주는 여성을 위한 운동도 된다. 스쿼트가 가면만 바꿔 쓰는 것이다.

그러니 이제 멋진 몸을 가지고 싶다면 더 이상 하이에나처럼 새로운 운동을 찾아 헤매지 말자. 이미 알고 있는 몇 가지 동작의 조합만으로도 충분히 완벽한 나만의 운동프로그램을 만들 수 있고, 효과적으로 운동할 수도 있다. 아름답고 탄탄한 몸을 만들 수 있느냐 없느냐에 대한 관건은 꾸준한 반복과 실천이지, 매번 더 효과가 확실한 새로운 동작을 발견하는 것에 달린 것이 아니다. 나를 포함해 활발히 활동하고 있는 이름난 스타트레이너들의 비결은, 공장처럼 새로운 운동법을 찍어내는 능력이 탁월해서가 아니라 각자의 이론이 확실히 정립되어 있어서 스스로 그 안에서 조합이나 설명을 잘한다는 것이다.

인터넷을 뒤지며 찾아낸 기묘한 운동동작들, 미디어가 만들어낸 어마어마해보이는 운동법들이 당신의 몸을 구원해줄 거라고 믿는 순진함은 버리고, 당신이 지금 바로 실천할 수 있는 기본 동작들인 팔굽혀펴기, PT체조, 스쿼트 등을 열심히 반복해보길 바란다. 기본 재료에 충실해서 깊은 맛이 나는 김치찌개처럼, 어렵고 복잡하지 않게 멋진 몸과 강한 체력을 얻게 될 것이다.

레그레이즈 오르가즘

처음으로 공개하는 특급 비밀이다. 지구상에 이 사실을 알고 있는 사람은 다섯 손가락 안에 들 정도로 누구에게도 이 예민한 사항에 대해 털어놓은 적이 없다. 19금 용어인 이것 외에는 적합한 단어를 찾을 수가 없었다. 비밀은 바로 운동을 할 때 특정 동작에서 강력한 '오르가즘'을 느낀다는 사실이다. 어떤 여성들은 불행하게도 평생 느끼지 못한다는 신비롭고 야릇한 그 느낌을 나는 이따금씩 운동과 함께 만끽하고 있다. 이 사실을 처음 발견한 것은 4년 전이었다. 전문적 용어로 행잉 레그레이즈라고 하는, 양팔을 걸치고 매달려서 하체를 들어 올려 하복부를 운동하게끔 만들어진 복근운동기구가 있다. 어느 날인가 헬스장에서 이 운동을 하고 있던 바로 그때, 갑자기 기묘한 느낌이 왔다. 오르가즘과 흡사하게 어쩔 줄 모르게 만드는 짜릿함이었다. 순간 흠칫 놀라 동작을 멈췄다. 과연 이것은 무엇인가? 왜 그런지도 모른 채 그날 나는 팔에 힘이 빠져 행잉 레그레이즈를 무한 반복할 수 없음을 개탄해야 했다. 그날부터 시작된 나의 운동오르가즘은 은밀한 즐거움이 되었다. 하지만 불행하고 희한하게도 매번 그 느낌이 오지는 않았다. 대체 어떤 이유로 생뚱맞게 이런 감각이 발동하는 것인가? 그리고 왜 항상 오지는 않는 것일까? 누구에게 물어볼 수도 없었으므로 당연히 왜 그런지 알 수 없었다.

　아직도 정확한 원인을 찾을 수는 없으나 몇 년이 지난 지금, 스스로 'How to'와 나름의 답이 나왔다. 상체 힘이 빨리 소진되어 몸이 흔들리게 되므로 하복근 본연의 운동효과는 떨어질 수 있는 행잉 레그레이즈 대신 벤치에 누워 골반을 벤치 바깥으로 빼고 하체를 들어 올리는 벤치 레그레이즈를 시작했던 때, 매달려서 운동할 때보다 100배는 더 강력한 오르가즘을 느꼈던 것이 계기였다. 골반이 완전히 분리되는 느낌에서 들어 올려질 때야만 비로소 그 님(?)이 찾아왔다. 이제는 언제든 벤치만 있다면 건강하고 건전한 오르가즘을 느낄 수 있으니 어찌 '유레카'를 외치지 않을 수 있으리오. 벤치 레그레이즈는 운동을 넘어 내게는 우울하거나 다운되었을 때 에너지드링크처럼 순간적인 부스터 역할을 해주는 효자가 되었다. 좋아하는 음악을 크게 틀어 귀에 꽂고 집중을 한다. 누워서 레그레이즈를 시작한다. 정확한 동작으로 10번쯤 하다 보면 슬슬 오고 있음을 직감한다. 그때 더욱 골반을 아래쪽으로 내려주고 지속하다 보면, 팔과 복부에 힘이 빠져 계속 동작을 할 수 없음을 아쉬워하며 1세트를 마치게 된다.

이렇게 오픈한 이상, 이젠 국내 그 어떤 헬스장에서도 쉽사리 벤치 레그레이즈를 할 수는 없으리. 슬프다. 그러나 나만의 어마어마한 유희를 포기하면서까지 비밀을 털어놓는 까닭은 몸을 움직이면서 나도 잘 몰랐던 내 몸에 대해 더 깊이 알게 되었다는 것을 알려주디 위함이다. 믿기지 않겠지만, 이런 운동오르가즘을 느끼는 여성들이 나 말고도 존재한다. 미국에서 선수들을 트레이닝 하는 트레이너 친구에게 이 사연을 털어놓은 적이 있었다. (그녀는 여성이다!)

"아름, 진짜 재미있다! 너만 그렇지 않아. 난 불행히도 아니지만, 내 친구는 오르가즘을 삼두(팔 위쪽)운동할 때 느낀대. 그래서 맨날 삼두 운동만 해. 나도 한번 찾아봐야겠다. 하하하."

역시 미국 어딘가에서 오늘도 열심히 삼두운동을 하고 있을 그녀의 친구도 이유는 모를 테지만, 분명히 사람마다 예민하게 감각적으로 느끼는 부위들이 다르다. 오르가즘은 아니더라도 직접 몸을 움직여 운동을 하게 되면 내 몸에 대해 좀 더 깊이 알아가게 되고, 그렇게 감각적이고 민감하게 몸을 느끼는 과정은 오르가즘까지는 아니더라도 일상의 활력을 돕는 즐거움을 선사해줄 것이다.

매일 스트레스에 시달리고 피로함에 찌들어 있는 현실 속에서 스스로 몸을 움직여 정신적이든, 육체적이든 에너지를 얻을 수 있다면 얼마나 감사한 일인가. 살면서 홀로 만들어낼 수 있는 즐거움이 그리 많지는 않음에도 한강 고수부지에서 조깅을 할 때, 출근길 버스 정류장까지 힘차게 걸어갈 때, TV 앞에 누워서 스트레칭을 하며 근육이 수축하고 늘어나고 있음을 느끼는 순간, 골프채를 휘두르거나 테니스 야구를 즐길 때 등등 내 몸을 알아갈 수 있는 모든 움직임은 작지만 큰 일상의 행복이 된다. 내 몸과의 대화를 시작할 때 몸은 당신을 배신하지 않는 가장 좋은 친구로 함께해줄 것이다.

해부학 수업

운동에 대한 시각이 바뀌게 되었던 계기는 몇 년 전 우연히 듣게 된 수업 때문이었다. 그 이후부터 몸과 운동을 받아들이는 마음가짐이 180도로 달라졌다.

"아름, 카데바 해부학 수업 있는데, 너도 할래?"

평소 친하게 지내며 운동에 대한 이런저런 공부를 함께하던 트레이너 선생님의 권유에 1초의 망설임도 없이 'YES'라고 대답했다. 그렇게 참여하게 된 모 대학병원에서 열린 해부학 수업에서 특별히 트레이너들의 교육을 위해 나온 시신 한 구와 만났다. 의학용어로는

'카데바'라고 한다.

"수업이 엄청 무섭대."

"이런 얘기는 좀 그렇지만, 수업 듣고 나면 당분간 고기 못 먹는다는데……."

일요일 이른 오전에 수업이 시작되었다. 8시간 가까이 카데바를 꼼꼼히 해부하며 살펴보는 것이 수업의 주된 내용이었다. 사뭇 비장한 각오로 수업이 있는 장소로 향했다. 싸늘한 회색 콘크리트 바닥에 탁탁 울려대는 발소리에도 괜히 등골이 오싹해졌다. 금방이라도 무언가 툭 튀어나올 것 같은 공포영화 속 한 장면에 쑥 들어간 듯한 기분이었다.

교육장인 해부실에 들어가기 전, 주의사항이 공지되었다. 절대로 사진촬영은 금지이며, 비공식적으로 이루어지는 교육이므로 외부에 가십거리 삼아 떠벌리는 행동 따위도 삼가야 한다고 했다. 10명 남짓의 트레이너와 물리치료사들이 모인 가운데 해부를 담당할 근육학 교수님과 해부학 교수님이 입장하셨고, 뒤이어 하얀 천에 덮인 카데바도 모습을 드러냈다. 일순간 묘한 정적이 흘렀다. 시신에 대한 예우를 갖추기 위한 기도가 끝나자마자 본격적인 수업이 시작됐다. 흰 천을 벗겼다. 죽어 있는 사람을 바로 코앞에서 보긴 처음이었다. 삶과 죽음이란 그렇게 단순한 것인가 보다. 목숨이 붙어 있는 동안은 따스하던 몸이, '죽음'이라는 문을 통과하고 나면 싸늘하고 뻣뻣하게 변해버리는 것, 단순히 그뿐인 것을 우리는 참으로 아등바등하며 살아가고 있음이 눈으로, 손끝으로, 가슴으로 느껴졌다.

얼굴과 생식기는 가려진 상태의 체구가 크지 않은 60대 초반의 남성의 몸이었다. 가슴부터 시작해서 발가락, 발바닥까지 해부가 진행되었다. 그림과 사진으로만 보던 모든 것들이 눈앞에 펼쳐졌다. 부위별 해부가 시작될 때마다 모두들 자신이 궁금했던 동작들을 대입시켜보았는데, 운동에 대한 마음가짐을 완전히 바꾸게 된 것은 바로 그 순간이었다. 어깨부위를 잘못 움직이자 마치 기타 줄이 끊어질 때처럼 어깨 아래의 부위들이 팽 돌아가 버렸다. 작은 부위를 조금 건드렸을 뿐인데 체인처럼 연결되어 있던 팔 전체가 틀어져버린 것이다. 머리카락이 쭈뼛 섰다.

우리는 자신의 몸 속을 들여다볼 수 없다. 검사를 받고 건강 체크를 한다 해도 그때그때 예민하고 복잡한 몸을 모두 파악하고 있기란 불가능하다. 그런 상태에서 몸을 만들려는 이유로, 다이어트를 위해, 살을 확 빼기 위해 마구잡이의 움직임을 하고 있지는 않는지 생각해보았으면 한다. 가뜩이나 잘못된 자세나 습관, 스트레스와 피로 때문에 몸이 틀어질 대로 틀어져 있는 사람들이 기본적인 것들을 고치거나 파악하지 않고, 동작을 무작정 따라 했을 때는 어깨의 움직임

하나로 팔 전체가 틀어졌던 카데바처럼 어느 부위에서 문제가 터질 지는 모를 일이다.

또 생각하고 있는 것보다 우리의 몸은 매우 정교하고 예민하며 복잡하게 연결되어 있었다. 머리끝부터 발끝까지 체인처럼 이어져 있고, 장기도 어찌나 서로 다닥다닥 붙어 있는지 모른다.

비록 하루 동안은 코끝에서 비릿한 피 냄새가 맴돌긴 했지만, 주변 선생님들이 우려했던 공포심이나 거북스러움은 없었다. 그 대신 수업 때 보았던 각각의 부위가 강렬한 사진으로 머리와 가슴 속에 저장되어 돈을 주고도 살 수 없는 깨달음으로 남았다. 불특정 다수를 대상으로 운동과 다이어트, 건강을 말해야 하는 사람으로서의 막중한 책임의식과 조심스러움이 바로 그것이다. TV와 컴퓨터, 스마트폰을 통해 나를 만나는 수많은 이들을 모두 파악할 수 없는 것이 아쉽고도 위험한 현실이다. 정답은 기본에 충실하면서 사람들이 왜곡·과장된 정보로 몸을 망치는 오류를 범하지 않도록 돕는 것만이 내가 사람들에게 돌려줄 수 있는 선물이다. 그래서 그 이후 운동법을 만들 때 기본 자세와 습관부터 바꾸기, 바른 자세로 운동할 수 있는 느낌 찾아주기, 따라 해도 최대한 몸에 무리가 가지 않으면서 위험성이 낮아야 한다는 세 가지 원칙에 더욱 집착하게 되었다. 쉽고 단순하게, 그러나 효율은 높게.

지금 이 글을 읽고 있는 순간, 당신의 몸 구석구석을 움직이며 만져보았으면 한다. 발바닥, 발가락, 무릎, 종아리, 허벅지, 팔, 가슴 할 것 없이 세심하게 더듬어보아라. 무조건 살만 빠지면 좋고, 어느 부위든 예뻐지기만 하면 장땡이라고 생각하기엔 우리 몸은 너무나 예민하고 정교하며 묘하게 서로 연결되어 있다는 사실을 상기하면서……

계단은 싫고, 런닝머신은 한 시간 뛰는 여자

내가 개인 운동을 하는 집 근처 헬스장은 4층짜리다. 2층은 리셉션과 카페고, 3층엔 유산소운동을 하는 구역과 웨이트 기구들이 있다. 4층은 프리웨이트장, 5층엔 여자 탈의실과 요가, GX룸이 있는 제법 큰 공간이다. 매 층마다 이동할 수 있게 에스컬레이터가 있는데, 한 달 전 2층에서 3층으로 올라가는 구간에 '고장'이라는 메모가 붙었다. 그런데 한 달이 넘어가는데도 수리가 되지 않았다. 난 고장난 에스컬레이터를 통해 나를 포함해 많은 사람이 얼마나 재미있는 습성을 가지고 있는지 알게 되었다. 누군가는 죽어라고 덤벨과 바벨을 들어 올리고, 어떤 이는 숨이 턱까지 차고 땀으로 흥건해질 때까지 유산소운동을 하는 등 저마다의 방식대로 운동에 매진하면서 칼로리를 소모하고 지방을 태우면서 근육을 만들려고 안달이거늘, 달랑 한 층밖에 안 되는 고장 난 에스컬레이터 계단을 오르는 것은 심히 불편하고 귀찮아하는 것이다. 스텝퍼는 한 시간도 타면서 몇 개 안 되는 계단을 올라가긴 싫은 심리, 뭐라고 설명해야 좋을지 모르겠다.

　과연 어떤 운동을 해야 살이 빠지고 몸이 예뻐질까를 고민하기 이전에 고장 난 에스컬레이터 계단 한 층 오르기는 싫은 마인드부터 수정하자. 움직이는 모든 것을 귀찮아하거나 미루지 말고, 날쌘 제비처럼 움직여보자. 대중교통을 이용할 때도 우리는 이러한 모순을 자주 경험한다. 다들 날씬하고 멋진 몸을 가지고는 싶은데, 버스든 지하철이든 타자마자 먹이를 향해 달려드는 하이에나 떼처럼 빈 의자에 시선을 고정하고 뛰어가 엉덩이 붙이기에 여념이 없다. 지하철에서 내리면 보통은 계단 쪽은 여유 있게 비어 있는 반면, 에스컬레이터 쪽에는 바글바글 사람들이 몰린다. 한두 정거장은 걸을 수 있음에도 그냥 습관적으로 차를 탄다. 그러면서 살을 빼기 위해 홈쇼핑에 나오는 운동기구를 뚫어져라 바라보며 전화를 걸까 말까 망설이고, 헬스장에 등록하고, PT선생님한테 상담도 받는다. 그러나 주변을 잘 관찰해보면, 말랐거나 날씬한 사람들의 공통점을 쉽게 발견할 수 있을 것이다. 그들은 예민하거나 성격이 급하고 부산스러워서, 잠시도 가만히 못 있고 움직임이 많다. 느긋하게 참고 기다리는 대신 뛰쳐나가고, 걸음도 빠르다.

　복잡하게 이것저것 계산하지 않고 어려운 이론들을 들먹거리지 않아도 심플하게 몸이 정직하다는 것을 느낄 수 있을 것이다. 먹은 만큼 혹은 그 이상 움직여주면 살은 불어나지 않고 빠지는 이치에서 벗어나지 않는다. 그래서 다이어트를 위한 운동 고민에 빠지기 이전에 일상에서 할 수 있는 한 많이, 활발하게 움직이는 습관을 들이면 여러모로 유용하다.

유산소운동은 한 시간씩 하면서 계단 한 층은 오르기가 싫었던 아이러니함을 느낀 후부터 나는 '대체 이 에스컬레이터는 언제 고치는 거야.' 하며 투덜대지 않게 되었고, 하체운동 루틴도 원래대로 돌려놓았다. 그리고 집 방향으로 가는 버스를 타자마자 굳이 앉으려고 애쓰지도 않게 되었다. 오히려 자리가 없다면, 칼로리를 더 소모하라는 신의 계시라고 기뻐하며 복부에 힘을 주고 서서 간다. 이러다 헬스장 에스컬레이터 수리가 끝나면 아쉬워서 눈물을 흘리지는 않을까 모르겠다.

숨어있는 복근을 찾아서

우리를 늘 괴롭게 만드는 복근과 다이어트에 대해 파헤쳐보려고 한다. 다이어트하면 '복근'에 대한 로망이 따라온다. 그러나 많은 이들이 관심만큼이나 올바른 상식을 가지고 있지는 않은 것 같다. 가끔 여성 연예인들이나 방송인들이 조각 복근, 환상적인 복근을 만들었네 어쩌네 하는 기사들을 보게 될 때면 안타까워 고개를 젓게 되는 경우가 많다. 보통은 복근이 아닌 마른 몸매를 가졌기에 배의 굴곡이 보이는 것뿐인데, 무조건 배만 드러내면 복근이 참 멋지다고 예찬을 한다. 물론 이런 잘못된 칭찬을 받는 대상에는 나도 포함된다. 나 역시 조각 같은 복근 따위는 없다. 물론 실제로 트레이닝에 의해 복근을 만든 이들도 있으나, 그들은 대부분 남성이다. 타고나길 근육량이 많아 몸을 빨리 발전시킬 수 있는 남성에 반해 여성의 경우는 원래 가지고 있는 복부의 근육이 밖으로 드러난 것이거나 너무 말라서 배가 납작한 경우가 많다.

우리가 복근을 만든다고 할 때 연상하는 그 복근은 무조건 탑을 입고 드러낸 군살이 없는 배를 말하는 차원과는 다르다. 인간이라면 누구나 팔 근육, 다리 근육, 엉덩이 근육 등이 있듯이 복부에도 근육이 있다. 그 위에 지방이 얼마나 덮여 있느냐에 따라 밖으로 드러나고, 드러나지 않는다는 차이만 있을 뿐이다. 이때 초콜릿처럼 울퉁불퉁하고 선명하게 새겨진 식스팩은 원래 가지고 있던 복근의 사이즈를 트레이닝을 통해 키우고 모양을 만들어 더욱 돋보이게 만든 것이다. 말라서 기존에 가지고 있던 복부 근육이 밖으로 보이는 것과 만들어진 근육 정도를 구분하는 센스는 탑재하자. 복근을 만들고 싶다고 복근운동만 어마어마하게 해보았자 소용없다. 근육 위에 덮고 있는 지방을 얼마나 걷어내느냐가 관건이다.

헉 소리 나게 섹시하고 조각 같은 복근, 다이어트에 성공했다며 드라마틱하게 흑백으로 찍은 전신사진 속 연예인이나 선수들의 복근을 부러워할 필요는 없다. 촬영을 위해 순식간에 만든 1day용 복근은, 눈앞에 어른거리던 음식들을 흡입하기 시작하는 순간부터 다시 수분과 지방, 염분이 차올라 인간적인 모습으로 돌아갈 것이다.

그래도 한 달 만에 복근을 만들기 원한다면, 아래의 식단을 따라 해보면 도움이 될 것이다. 단, 식사 사이사이에 반드시 근력운동과 유산소운동을 열심히 실시할 것! 식단과 운동은 복근 만들기의 필수다.

아침식사(7시 30분)

닭가슴살 100그램+고구마 100그램+방울토마토 10개

두 번째 식사(10시 30분)

닭가슴살 100그램+고구마 100그램+방울토마토 10개

세 번째 식사(1시 30분)

닭가슴살 100그램+고구마 100그램+방울토마토 10개

네 번째 식사(4시 30분)

닭가슴살 100그램+고구마 100그램+방울토마토 10개

다섯 번째 식사(7시 30분)

닭가슴살 100그램+고구마 100그램+방울토마토 10개

마지막 식사(10시 30분)

닭가슴살 100그램+방울토마토 10개

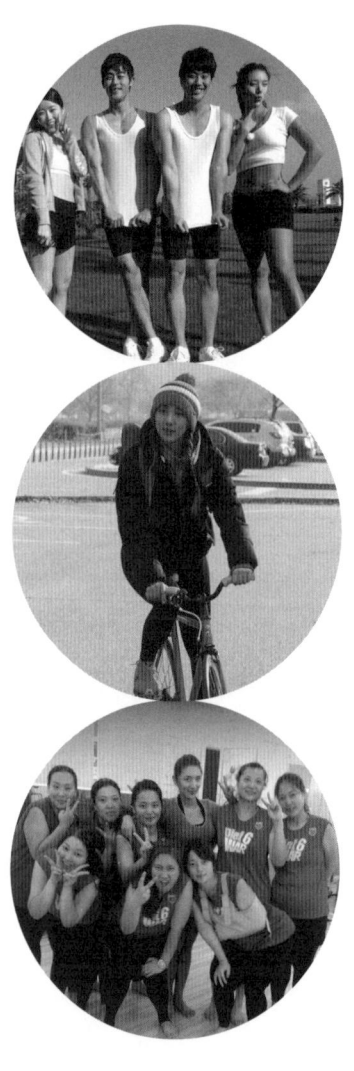

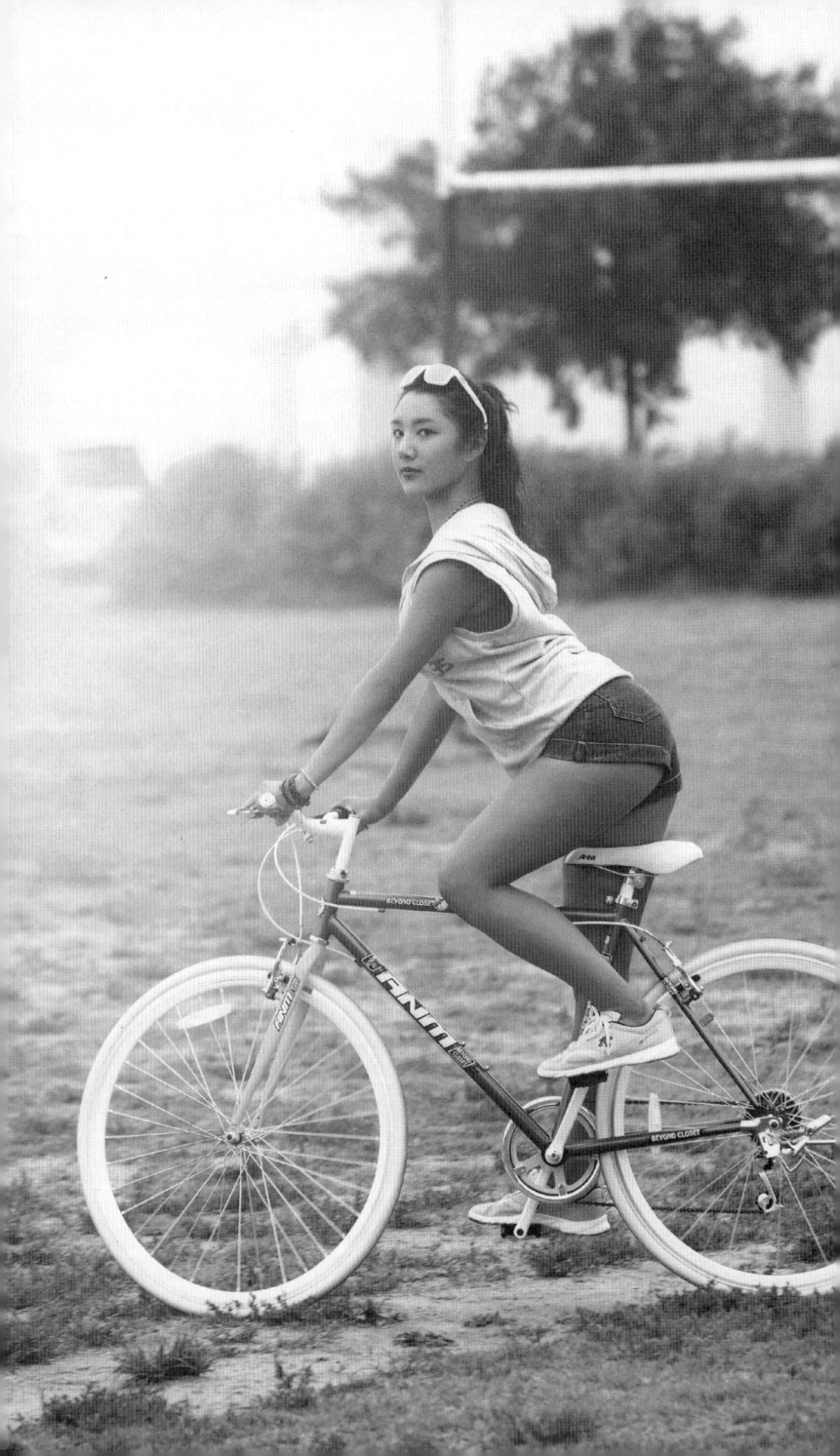

10 내 인생의 싫지 않은 동반자

다이어트, 나 자신을 사랑하는 일

체지방과 체중, 근육량과 기초대사량 같은 단어들은 이제 익숙하다. 운동법에 대해서도 트레이너 뺨치게 유식한 사람도 많다. 그럼에도 우리는 왜 다이어트를 쉽게 성공하지 못하는 것일까. 나는 책을 쓰면서 과학적이고 전문적으로 똑똑한 용어의 설명이나 절대적 가르침에 대해 언급하고 싶지 않았다. 나 역시 머릿속으로 맴맴 도는 그 이론을 실천하며 사는 것이 녹록치 않고, 다이어트와 아름다움이라는 숙명적인 두 가지를 지켜가기 위해 하루하루 고군분투하고 있는 나약한 영혼에 불과하다. 또 온·오프라인을 통해 만나왔던 수많은 사람과 나 자신에게조차 다이어트 실패와 몸이 망가져갈 때의 원인이 1차원적 식욕이나 운동부족의 문제가 아님을 확신하면서 최대한 지치지 않도록 같이 힘을 불어넣어 주고 싶었다. 그런데 재미있는 점은 테크닉에 앞서 감성을 다스리고 실제 삶에 적용시킬 수 있다면, 확실히 인생이 조금은 더 즐거워진다는 점이다. 또 자신이 예뻐 보이고, 다이어트도 나름 해볼 만한 재미난 여정이라고 받아들이게 되며, 마법 같은 일이 생길 것이다. 목이 늘어난 면 티셔츠에 운동화를 신고 폴짝폴짝 뛰는 자신의 모습이 섹시하다고 느껴질 날도 반드시 온다.

언젠가 금요일이었던 것 같다. 겨우 눈을 떠서 블로그에 포스팅을 완료하긴 했으나, 피로 때문인지 허기가 밀려왔다. 배고픔이 밀려들자 걱정스러워졌다. 잠을 잘 못 자거나 너무 피곤하면 식욕이 상승하고 포만감을 잘 느끼지 못하게 되므로 식신이 도래하기 때문이다. 아니나 다를까 그분은 오셨다. 몽유병 환자처럼 이끌리듯 냉장고로 걸어가 문을 열고 사과와 포도를 먼저 먹어치운 후 삶아 놓았던 단호박까지 먹고 다시 잠이 들었다. 그리고 일어나 또다시 단호박과 사과를 먹었다. 결국 최종적으로 정신을 차린 시간은 오전 11시였다.

그 결과 소화도 잘 되지 않았고, 몸은 점점 무거워졌으며, 스스로를 바보라고 자책했다. 먹고, 자고, 게으르게 보낸 시간이었던 만큼, 오후에는 무언가 보상을 해야 한다는 생각에 나는 유산소운동을 하기로 결심했다. 그래서 방송 더빙 일로 삼성동 집에서 올림픽공원역까지 가야 하는 여정에 차 대신 자전거를 선택했다. 뱃살을 빼고 싶어 하는 아버지께 끝나는 시간에 맞춰 올림픽공원까지 와 달라는 부탁까지 했다. 의지를 다질 수 있는 운동 메이트까지 장전한 후에, 기분 좋은 한강 바람을 맞으며 10킬로미터를 걸었다. 총 소요 시간은 두 시간이었다. 아버지는 하프 마라톤을 한 셈이 되었고, 나는 자전거 10킬로미터, 걷기 10킬로미터를 통해 나태했던 오전을 반성하고 다시 에너지를 얻을 수 있었다.

매일 10킬로미터를 걷는 방식으로 다이어트를 하고 운동을 하라고 권하는 것은 아니다. 평생을 괴롭게 유산소운동에 매여서 살 수도 없고, 두 시간 넘게 걷기를 지속하기엔 하루가 너무 바쁘다. 하지만 가끔 헬스장이 지겨워졌다거나 스페셜한 동기부여가 필요하거나 스스로 정했던 룰을 깬 것에 대한 반성이 필요하다면, 가끔은 이렇게 큰 맘 먹고 밖으로 나가 대대적으로 장시간 걷기, 등산, 마라톤 등을 해봐도 좋다. 투자한 만큼 가볍고 새로운 기분으로 다시 시작할 수 있는 힘이 생길 것이다.

1만 시간의 법칙

성공한 이들의 인터뷰에는 묘한 공통점이 있다. 성공의 기저로 1만 시간을 말한 인물들은 주도면밀하게 이럴 때는 이렇게 버티고,

저럴 때는 저렇게 하면 된다는 것을 계산하고 노력했다고 말하지 않는다. 좌절하고 힘들고 지쳤을 때, 그때도 그냥 묵묵히 지내며 포기하지 않았단다. 결과에 대한 두려움도, 지레짐작도 없이 할 수 있는 100%를 쏟는 자만이 1만 시간을 버틸 수 있다.

지인과 나누었던 대화다. 자신감을 대상실했었던 내게, 그는 험한 산을 홀로 등반했던 이야기를 들려주었다.

"내가 갔던 그 산은 정상에 오르기까지 앞을 전혀 볼 수가 없었어. 안내 표지판도 하나 없었거든. 코앞에 발을 딛는 지점을 제외하고는 모두 빽빽한 나무숲이었고, 무서워서 돌아보지도 못하고 앞만 보고 가야 했어. 아마 그래서 올라갈 수 있었던 거였겠지? 그렇게 한 발 한 발 딛고 가다 보니 어느새 정상에 도착해 있더라고. 그 경험이 내게 준 깨달음이 많아. 그리고 이것이 바로 뭔가를 계속 시도하고 이루는 사람들과 그러지 못하는 사람들의 차이 같아. 대부분의 사람은 밑에서 '와, 저기까지 어떻게 올라가지?' 하고 생각하지. 그리고 포기하고 적당히 하고 말아. 그런데 사실 그 산을 오르는 것이 그리 대단하지 않은 것일 수도 있거든. 한 걸음씩 가다 보면 다들 도달할 수 있는데, 애초에 그럴 마음을 먹지 않거나 중간에서 멈춰버리곤 해. 올라가다 다른 봉우리를 만나면 갈까 말까 고민하지 말고, 이제까지 네가 해왔던 대로 또 그냥 올라가면 될 것 같아. 그렇게 생각하지 않아?"

다이어트도, 몸 만들기도 1만 시간의 법칙과 산 오르기처럼 그저 묵묵히 하면 이루어진다. 운동법을 몰라서, 어떻게 먹어야 하는지 몰라서, 노력할 엄두가 안 나서, 했는데 실패하긴 싫어서 등등 넘쳐 나는 생각들로 복잡해지는 머리를 비우고, 할 수 있는 것과 해야겠다고 마음먹은 것들을 꾸준히 하면 된다. 한 걸음씩 앞으로 갈 수만 있다면 오케이다. 멋진 몸을 만들 수 있는 사람은 비싼 트레이너를 붙여서 일주일에 세 번 이상 운동하는 쪽이 아니다. 오로지 아는 운동이라고는 걷기와 팔굽혀펴기밖에 없지만, 비가 오나 눈이 오나 바람이 부나 주구장창 걷고 또 걷고 틈나는 대로 수십, 수백 개씩 팔굽혀펴기를 한다면, 장담컨대 그 사람의 몸은 나날이 발전하고 멋있어 질것이다.

멋지게 나이 들기

나이가 들어간다는 사실을 인정하기 싫어서인지 늙어가는 자신을 용납할 수 없어서인지 얼굴에 과도하게 손을 대거나 자기 관리와는 담을 쌓고 살다가 결국 무너져버린 모습이 찍힌 유명인의 사진들이 검색어에 오를 때면 한숨이 절로 나온다. 살아 있는 잔혹동화다.

최근에도 몇 번 그런 일이 있었다. 보톡스로 얼굴이 일그러진 맥라이언, 그녀를 보고 한숨이 터졌다. 소시지를 겹쳐 놓은 듯한 입술

하며, 웃어도 웃는 것이 아닌 어색한 얼굴에 여간 충격을 받은 것이 아니었다. 영화 〈프렌치키스〉 속의 그녀는 바람머리를 따라 하려고 미용실로 달려간 귀여운 여인이었고, 〈해리가 샐리를 만났을 때〉에서는 같은 여자가 봐도 미칠 듯이 사랑스러웠다. 〈시애틀의 잠 못 이루는 밤〉은 또 어땠나? 그녀의 매력에 풍덩 빠져 한동안 허우적댔었다. 모두의 기억 속의 맥 라이언은 부드러운 우유거품이 가득 올려진, 언제나 카푸치노 같은 그런 존재였다. 그런데 이런 비극이 웬 말인가!

당대의 섹시 스타에서 흔한 동네 바보 형의 포스를 보여준 키아누 리브스도 어이없긴 마찬가지였다. 매트릭스 때까지만 해도 '살아 있던' 그가 갑자기 푹 퍼진 모습으로 파파라치에게 사진을 찍혔다. 기억 속 멋진 모습은 찾을 수가 없었다. 안타까움으로 따지자면 오랫동안 흠모했던 주드 로도 뒤지지 않는다. 그의 탈모는 자신의 힘으로 좌지우지할 수 있는 부분은 아니지만, 세월이 흐르면서 없어지는 머리 숱 만큼이나 매력도 사라져 갔다. M자형 탈모만도 서글픈데 도통 관리를 하지 않았는지 파파라치컷 속의 그는 그냥 평범한 동네 아저씨였다. 이렇게 국내 · 외할 것 없이 아름답고 매력적이었던 스타들이 시간의 흐름이 자연스럽게 가져오는 '노화'라는 변화를 거부하려다 또는 너무 순응한 나머지 점점 더 무너지는 경우를 심심치 않게 볼 수 있다.

일반인들도 크게 다르지 않다. 어쩔 수 없이 우리는 다 늙어간다. 나이가 들면서 처지고 무너지고 망가지는 것을 피해갈 수는 없지만, 그 안에서 어떻게 줄타기를 하느냐에 따라서 행복과 아름다움은 결정된다. 10대 때는 영원히 서른이 오지 않을 것 같고, 30대에는 쉰이 먼 이야기같이 느껴지지만, 무심한 세월의 에스컬레이터에 우리는 서 있다. 아등바등해도 어쩔 수 없이 떠밀려 간다. 적당한 자기 관리와 세월이 주는 자연스러운 아름다움으로 나만의 행복과 매력을 만들어 가느냐, 한 살 한 살 먹을 때마다 루저가 되는 기분에 사로잡혀 돈 쓰고 마음 상하며 인생 피곤하게 사느냐는 스스로의 선택이다. 나는 성형외과를 전전긍긍하며 힘들게 번 돈을 당기고 붙이는데 쓰면서 살고 싶지는 않고, 탱탱한 젊은 친구들과 대결하기 위해 운동을 에너지의 원천이 아닌 자해의 수단으로 쓰지 않을 것이다.

싱그러운 육체가 원초적인 1차원의 매력이라면, 연륜과 경험, 현명함과 푸근함을 장착한 자연스러운 노화는 무지개처럼 다채로운 매력을 발산한다. 앞서 이야기했듯 우리 모두는 나이를 먹는다. 처지고 늘어지며 주름도 생기고 체력도 예전 같지 않을 것이다. 그러나 운동과 건강한 먹을거리로 할 수 있는 보험 같은 자기 관리와 여유 있는 마인드가 있다면, 나이가 든다는 사실이 그리 비극적이지만은 않을 것이다. 어쩌면 젊은 시절엔 가질 수 없었던 또 다른 매력을 하나하나 덧입을 수 있을 테니까. 비키니도 무난히 소화해내던 어느 영화 속 로빈 라이트와 나오미 왓츠를 떠올리며 어떤 운동이든 나 자신을 위해 시작해보면 어떨까?

어린 친구들, 긴장해라! 연하남이 벌떼처럼 꼬이는, 어린 여자들
이 불나방처럼 달려드는 마성의 중년을 위하여 Peace!

자신과의 약속의 의미

원고를 마무리하던 중 이런 덧글을 봤다. 누군가 내 책을 읽고 블
로그에 들어와 남겨준 짧은 글에 힘이 많이 났다. 그리고 지난 시간
을 돌아보게 되었다.

"정아름 씨 책을 읽고 찾아왔어요. 책 구절 중에서 '당신이 책을
읽고 있는 이 순간까지도 나는 블로그에 계속 다이어트 정보를 올리
고 있을 것이다.'라고 하셨는데, 정말이시네요! 대단하고, 너무 멋있
습니다. 팬이 됐어요. 저도 다이어트를 하는 입장이라 좋은 정보를
많이 얻을 수 있게 해주셔서 감사합니다."

정확히 나는 2009년 12월 10일에 블로그를 시작했다. 24살부터
쭉 5년 동안이나 타의에 의해 백수로 혼자 놀고 공부하며 지내다
가 2009년, 골프채널의 간판프로그램을 맡게 되었다. 그때 나는 너

무 행복하고 감사해서 그것 하나에 목숨을 내걸었다. 다시 일을 한다는 것 자체로 불살랐던 1년이었다. 무엇이든 성에 차지 않긴 했으나, 다시 행복해질 수 있다는 촉이 발동하기 시작했다. 2009년이 끝날 무렵, 좀 더 재미나고 열정적인 다른 무언가를 하고 싶었다. 그래서 나는 무작정 블로그를 개설했다. '나 골프 말고 이런 것들도 잘할 수 있다!'라고 말하고 싶었지만, 들어주는 사람이 없었기에 블로그에 혼잣말을 하기 시작한 것이다. 그리고 캐논500D를 사서 운동 영상을 찍기 시작했다. 방문자는 10명이 500명이 되었고, 500명은 1,000명으로 늘어갔다. 그리고 방송에도 섭외되기 시작했다.

블로그를 시작한 이후 오늘까지 단 하루도 포스팅하는 일을 빼먹은 적이 없다. 사랑에 가슴 아파 눈물로 이불을 적시며 밤을 지새고도, 새벽까지 술을 들이 붓고 만취가 되어 귀가했을 때도, 열흘 넘게 외국에 가 있을 때도 예약을 걸어놓으면서까지 올렸다. 이런 모습에 진짜 독하다는 말도 많이 들었고, 무서워하는 사람도 더러 있었다. 이런 인상의 여자는 이성에게는 쥐약인데…… 걸리면 뼈도 못 추리거나 저러다 스토커처럼 달라붙으면 어쩌나 걱정할 것 아닌가. 그러나 난 진짜 로맨틱하면서 쿨하고 반전 있는 나름 괜찮은 여자다! 절대 오해하지 마시길.

귀찮고 피곤하기도 하고, 때론 허무하며, 이상한 부작용을 수반함에도 매일 새로운 글을 올리는 이유는 단순하다. 나 자신과 약속했기 때문이다. 특별하고 그럴싸한 이유도 없고, 힘들다거나 뿌듯해하지도 않는다. 그리고 나 자신과의 약속을 넘어 이제는 많은 사람들과의 약속이 되었다. 일본 어딘가 하숙집에서 쪽잠을 자며 공부하면서 내 운동을 따라 하는 유학생이나, 글을 읽으며 힘을 낸다는 24살의 애기엄마, 출근길 버스에서 블로그를 읽는 것이 낙이라는 취업준비생 등 설사 그것이 단 한 사람과의 약속이 된다고 해도 나는 멈추지 않을 것이다.

훗날 사랑하는 이가 묻는다 해도 나는 똑같이 대답할 것이다. 대체 왜 내 곁에 있는 것이냐고 묻는다면, 그러겠다고 약속했으니 지킬 뿐이라고. 힘들거나 즐겁거나 좋거나 싫거나 괴롭거나 기쁘거나 이유막론하고 나 자신과의 약속을 지키는 것뿐이다. 내게 인생과 일과 사랑은 그렇다. 약속은 지키기 위해 존재하는 것이라고 생각한다. 이 책에도 '당신이 이 글을 읽고 있는 순간에도 나는 블로그에 글을 쓰고 있을 것이다.'라는 문구를 또 적어본다.

지독하게 어렵고 괴로워서 늘 당신을 괴롭히는 다이어트와 운동과 사랑도, 내가 블로그 포스팅을 하듯 그런 마음으로 받아들였으면 한다. 특히 다이어트에는 필수적이지만, 지키기 힘든 운동 약속에 적용시키기가 제일 쉽다. 어떤 운동이든 움직임이든 스스로와 약속을 했다면, 그뿐인 것으로 받아들이자. 거창한 운동을 많이 해서 한 달 만에 왕창 효과를 봐야 한다는 욕심은 버리고, 지킬 수 있는 한 가지부터 정해서 어기지 않는 것이 운동을 지속할 수 있게 만든다. 그렇게 하다 보면, 당신의 믿음과 노력에 대한 보상은 무엇이 됐든 반드시 돌아올 것이다.

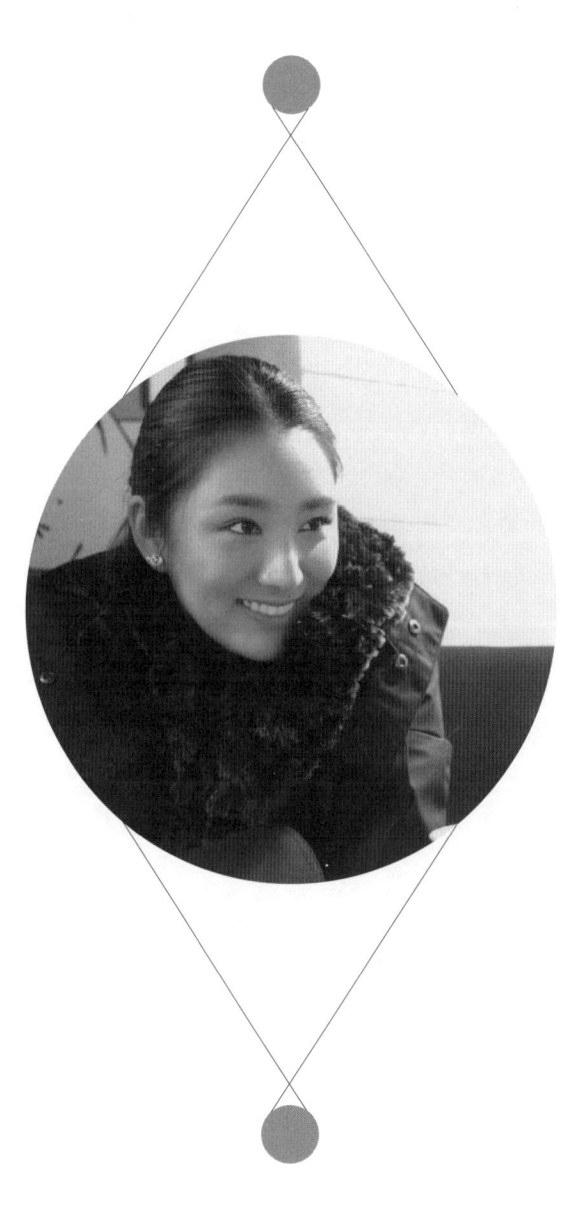

자신을 진정 사랑하는 길

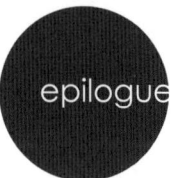
epilogue

　저도 몰랐는데 최근 깨달은바, 전 '금사빠' 내지는 '금감빠'예요. 금방 사랑에 빠지고, 금방 감동하는 캐릭터라고 할까요? 잘 모르는 이들은 제가 차갑거나 강해보인다고 말하지만, 실제 전 매우 감성적이고 마음이 약한 '허당'입니다. 그리고 친한 친구들에게는 어이없이 긍정적인 면도 강하다는 이야기도 자주 들어요. 이 마지막 작은 이야기를 쓰고 있는 토요일 오전 10시, 그 모습을 저는 느끼고 있습니다. 이제 본격적으로 다가오는 봄 앞에서 불안감과 스트레스, 점점 떨어지고 있는 체력과 이 악물고 싸워야 하고, 고민도 많고, 무엇 하나 보장되는 것도 없네요. 어제 급작스럽게 잡힌 제주도 출장에서 돌아오자마자 밀린 일들을 처리하려고 뛰어다녀

서인지 다크서클도 정말 살벌하게 생겼습니다. 무슨 스모키 메이크업을 눈 밑에 한 사람처럼 말이죠.

이렇게만 들으면 좋을 것 하나 없는 피곤한 토요일 아침이지만, 저는 이상하게 행복합니다. 좁은 방엔 창문을 뚫고 들어온 햇살이 가득하고, 크게 틀어놓은 달달한 팝송이 귓가에 맴돕니다. 침대에선 나와 함께 있는 것만으로도 더 이상 바랄 것 없이 즐거워하는 강아지, 호아가 평안하게 쿨쿨 자고 있습니다. 저는 새삼 이 사소함이 감동적입니다. 앉아서 무언가 할 수 있는 공간과 가족이 함께 있고, 피곤해도 해야 할 일이 있으니 마음에 잔잔한 행복이 흐릅니다. 여러분께 전하고 싶은 저의 마지막 진심은, 바로 이런 행복하고 여유로운 마음이 전해지는 것입니다. 아무것도 아닌 사소하고 평범한 것들과 나 자신과 금방 사랑에 빠질 수 있는 밝은 에너지가 여러분에게도 전해져 조금 더 자신을 사랑하고 아낄 수 있게 되길 바랍니다. 단언컨대, 그럴 수 있다면 운동과 다이어트는 매우 쉬워집니다. 굳이 힘들게 낑낑대고 참지 않아도 어느 순간 자연스럽게 삶 속에 녹아들어 나 자신을 위해 쏟는 애정이 나쁘지 않게 느껴지게 될 테니까요.

인생이든 사랑이든, 조건이나 눈에 보이는 것만 좇아서는 진정으로 행복해질 수 없다고들 말합니다. 이 이야기는 사실 저 같은 30대 여성에게는 조금 더 어려운 것 같다는 생각도 듭니다. 더 높은 곳을 보게 되면 현실이 초라하게 느껴지고, 내 곁에 있는 사람도 영 시원치 않아 보이고, 그렇게 좌절하거나 무리수를 두면서 쫓기는 삶을 살게 되기 쉬운 현실. 그러나 정말 행복하고 자유롭게, 또 멋지게 사는 이들은 그 자체를 즐기며 만족할 줄 아는 사람들이더군요. 그들이 진정 '갑'입니다. 운동과 다이어트는 그러한 행복을 만들어갈 수 있는 멋진 마인드를 오래도록 영위할 수 있게 해주는 옵션일 뿐이에요. 이미 힘겨운 당신의 삶에 또 하나의 스트레스로 짐이 되게 하지는 않았으면 좋겠습니다.

최근 함께 운동하고, 식단도 바꿔가고 있는 학생에게 이런 말을 들었습니다.

"이상한 일이 있었어요. 아까 오후에 누가 옆에서 라면을 먹는데, 이상하게 안 먹고 싶더라고요. 예전 그대로라면 분명히 먹고 싶었어야 하는데, 희한하게 그런 생각이 들지 않았어요."

아, 순간 눈물이 날 뻔했습니다. 처음부터 건강한 음식이 들어 있는 다이어트 식단이 입에서 당기고 익숙해져 있는 자극적인 맛과 같기는 어렵겠지만, 그는 그렇게 자신을 사랑하는 방법을, 몸과 대화하는 방법을 서서히 익히고 있는 과정 중에 있었습니다. 언젠가 그는 몸에 좋지 않은 것들 대신 기분 좋게 흘리는 땀과 건강한 음식을 더 사랑하게 될 테죠. 30대, 40대가 되어도 현재의 에너지 그 이상을 가지고 멋지게 나이 들어갈 모습이 그려지니 감동이 몰려왔습니다.

강하고 에너지 넘치게 될 우리의 하루하루를 아낌없이 사랑합시다. 우리 자신과 인생과 상대방을 후회 없이 넘치게 사랑해보는 거예요. 당신이 책장을 넘기고 있는 지금 이 순간에도 어디선가 열정적으로 달리고 있을 저의 소소한 일상과 가족들, 그리고 사랑하고 있을 누군가에게 깊은 감사를 전합니다.

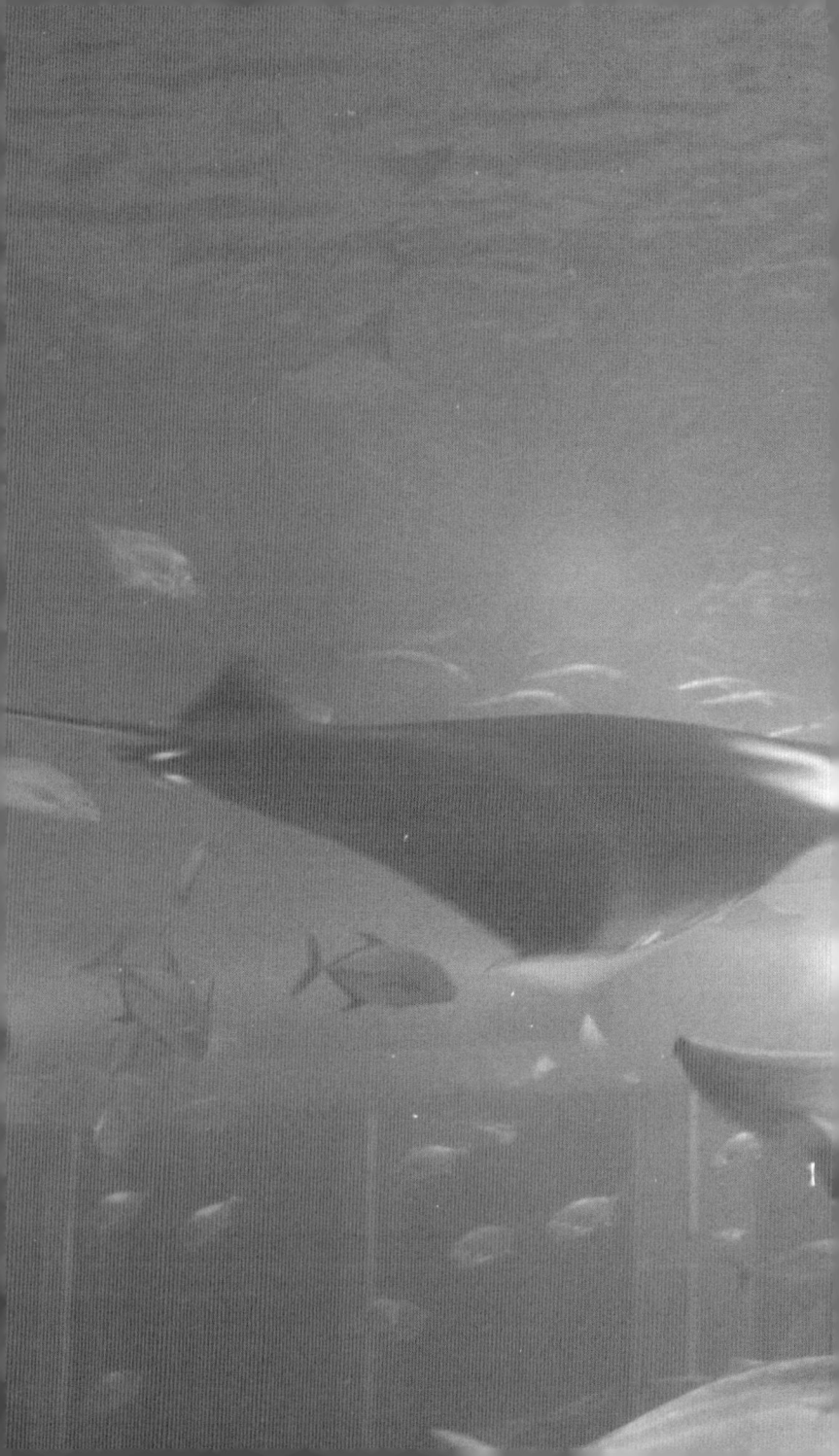

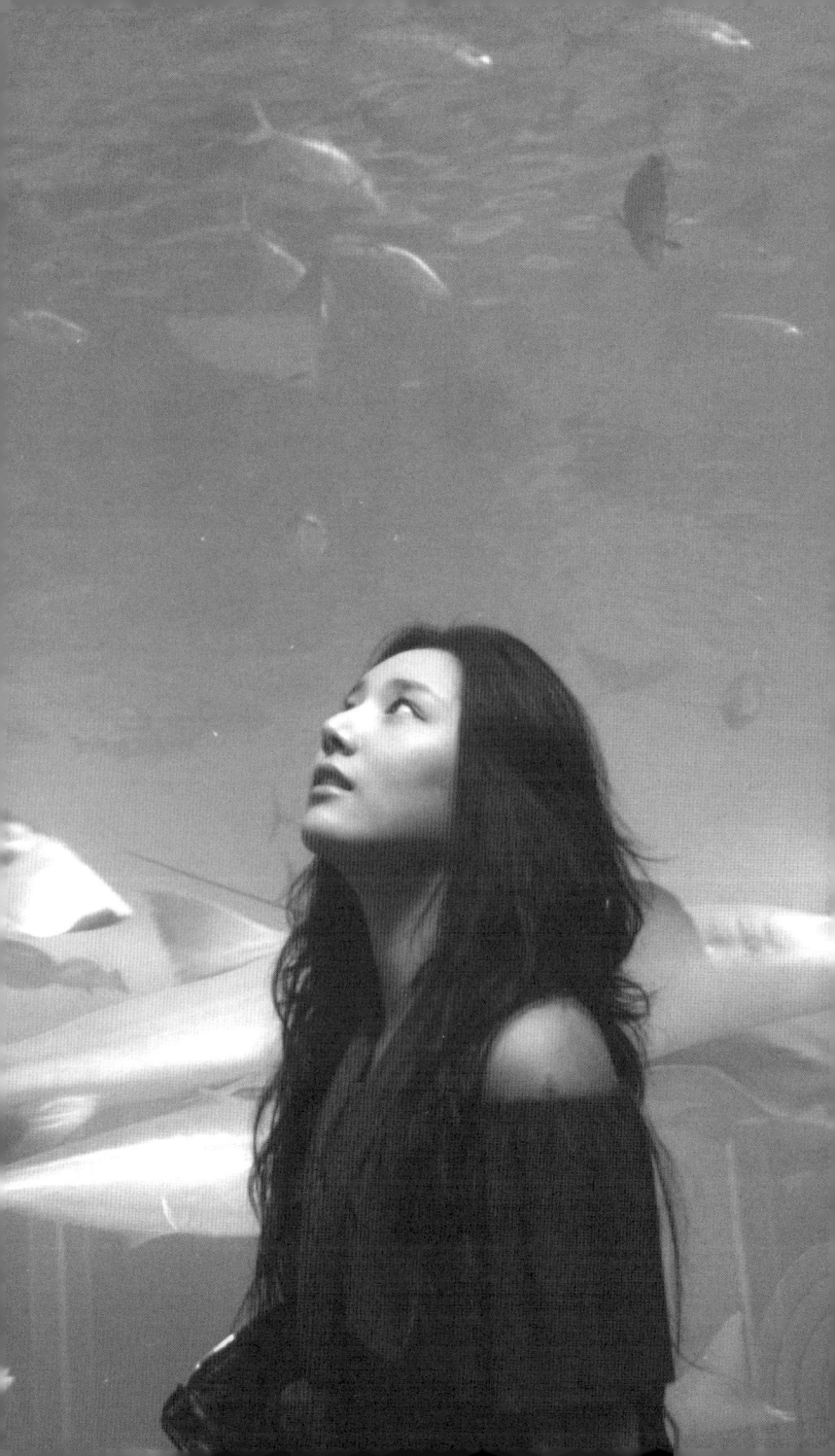

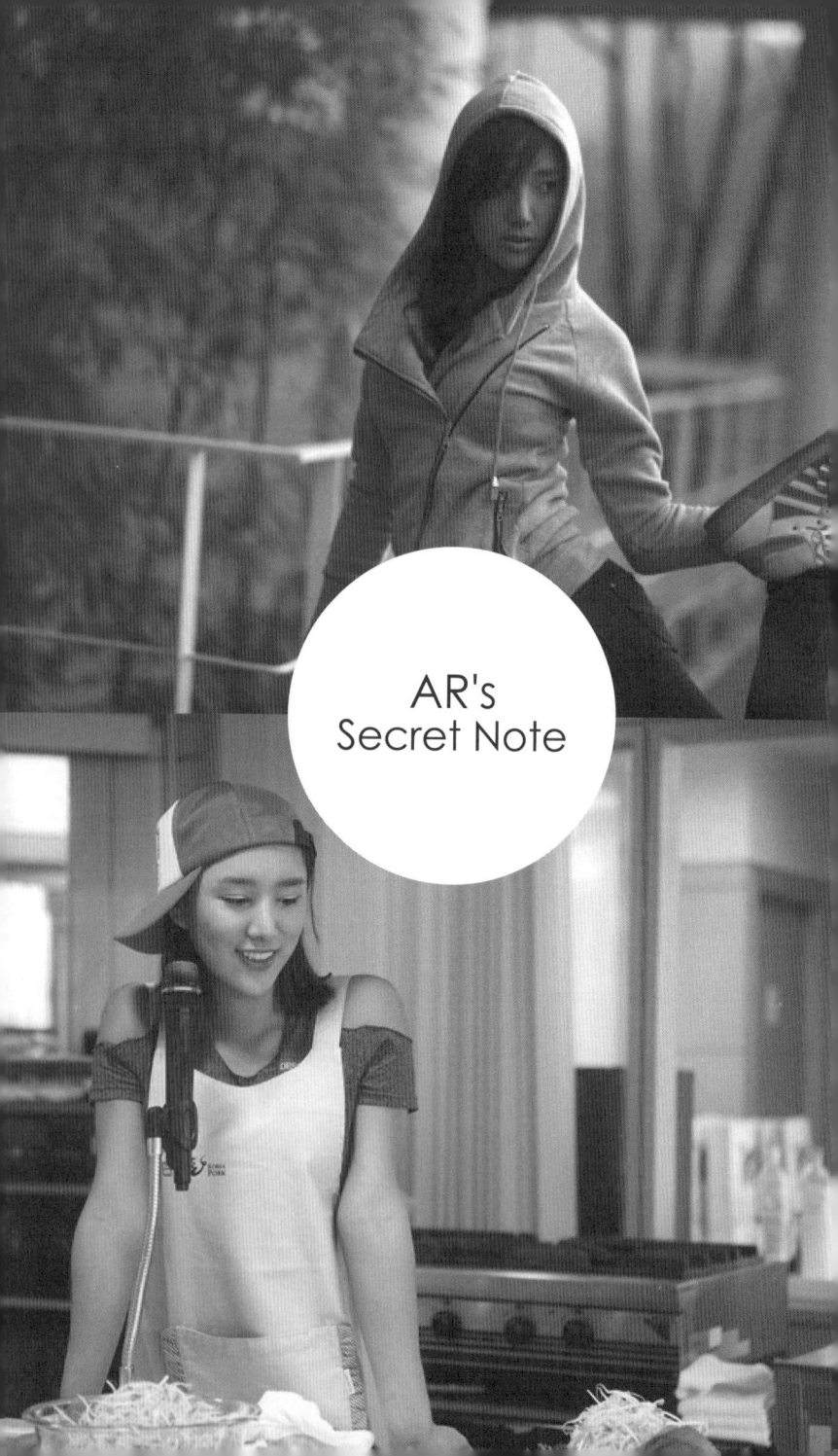

AR's
Secret Note

정아름표 특급 다이어트 베스트 5

1. 연애의 신 다이어트

'연애의 신'이라 불리며 특강과 방송을 종횡무진하고 있는 연애
상담전문가 김지윤 소장님. 나의 소중한 지인이자 다이어트를 늘
함께하고 있는 파트너이기도 하다. 소장님이 맡게 된 프로그램을
위해 우연히 시작하게 된 다이어트를 소개하고자 한다. 한 달 반 만
에 8킬로그램을 감량하고, 아직도 계속 진행 중인 김지윤 소장님의
다이어트는 올바른 다이어트의 표본이라 할 수 있다. 좋아하는 음
식으로부터 시작한 무리 없는 식단으로 적응기를 거친 후, 계속 지
속할 수 있는 아이템들을 바꾸어가며 본인도 모르게 나쁘게 자리
잡고 있던 습관들을 발견하고 문제점을 수정해가면서 몸이 가벼워
지는 즐거움을 느껴갔다고 하셨다. 소장님은 그렇게 계속 예뻐지고
있는 중이다. 이른바 '연애의 신' 다이어트 식단을 전격 공개한다!

MENU 1
....

아침: 과일 한 가지

점심: 고구마 200그램

저녁: 단백질 200그램+채소

MENU 2
....

아침: 복분자즙 1봉+페리에

점심: 고구마 200그램

저녁: 단백질 200그램+채소

2. 감자 다이어트

감자가 다이어트에 미치는 영향에 대한 찬반논란은 언제나 존재한
다. 칼로리와 상관없이 GI지수가 높기 때문에 다이어트를 할 땐 오
히려 GI지수가 낮은 고구마가 더 낫다는 말을 많이 들어보았을 것
이다. 나는 어떻게 먹느냐에 따라 결과가 달라질 수 있으며, 감자를
좋아한다면 자신이 좋아하는 음식으로 다이어트를 시작해보는 것
도 나쁘지 않다고 말하고 싶다. 감자를 활용한 다이어트로 효과를
보는 이들도 많다. 특정 식품이 무조건 좋다 나쁘다를 논하는 것 자
체는 큰 의미가 없다.

감자는 땅에서 나는 사과라고 불릴 정도로 비타민이 많고 칼로리도 낮다. 또 식이섬유가 많아서 변비에도 도움이 되며, 대사를 촉진시켜주는 작용도 하므로 감자를 좋아한다면 활용해볼 수 있다. 감자는 기본적으로 삶거나 구워먹는다. 아무리 감자로 다이어트를 한다고 해도 감자튀김은 당연히 안 된다. 심플한 조리법으로 감자 본연의 맛을 즐기되, 1회 섭취량은 작은 감자의 경우 2개, 큰 감자는 1개 정도로 한다. 아침에는 감자 생즙을 먹는데, 남은 건더기는 프라이팬에 얇게 부쳐 감자전을 구워 먹어도 좋다. 감자즙은 위장을 보호하고 피부와 변비증상에도 도움을 주니 반드시 먹을 것!

MENU

아침: 감자 생즙+감자전 조금

점심: 감자 작은 것 2개 or 큰 감자 1개

저녁: 단백질 200그램+채소

3. 요거트 다이어트

요거트는 칼로리가 낮고 포만감도 주면서 피부미용과 노화방지에 좋다. 또 변비 때문에 고민하는 이들이 사랑하는 아이템이기도 하고, 여성들 중에는 요거트를 좋아하는 이들이 많아서 잘만 이용한다면 다이어트에 큰 도움이 될 수 있다. 시중에서 파는 제품에는 인공적인 성분과 당분이 많이 들어가 있을 수 있으므로 집에서 만들어 먹는 쪽을 권한다. 집에서 만들 때는 요거트를 만드는 기계를 사용해도 좋고, 기계가 없다면 우유 1리터에 시중에 파는 요거트를 1병 넣어 밀폐용기에 담아 하루 정도 상온에 두면 완성된다. 요거트에 냉동 블루베리나 잘게 썬 과일을 넣어 먹으면 밍밍한 맛이 덜해지므로 훌륭한 한 끼 식사를 할 수 있다. 플레인으로 먹을 때 싱겁다면, 스플랜더 같은 감미료를 추가해서 먹는다.

MENU

아침: 밥 공기로 하나 분량의 요거트+잘게 썬 과일 100그램

점심: 밥 공기로 하나 분량의 요거트

저녁: 단백질 2-300그램+채소

4. 스무디퀸 다이어트

단맛을 포기하지 못하거나 아이스크림을 좋아하는 이들, 음료를 사랑하는 다이어터들에게 적합한 다이어트다. 모 브랜드명을 패러디한 이 다이어트는 스무디를 자신의 취향껏 만들어 먹을 수 있는 즐거움이 있다. 프로틴파우더를 넣어서 부족한 단백질을 보충해주는 식으로 다양한 응용이 가능하다. 인터넷 검색을 하거나 대형마트에 가면 단백질 보충제를 쉽게 구입할 수 있는데, 프로틴파우더 자체

도 달달한 맛이 나기 때문에 잘 만든 스무디는 어설프게 밖에서 사먹는 것보다 훨씬 맛있고 건강한 효자 아이템이 될 수 있다. 농도 조절을 어떻게 하느냐에 따라 소프트아이스크림의 질감을 낼 수도 있다. 나는 빡빡하게 갈아 소프트아이스크림이라고 생각하고 먹는다. 프로틴파우더를 구입할 때에는 함량에 주목하여 탄수화물이 들어 있지 않고, 단백질 성분이 주를 이루는 제품을 골라야 한다는 점을 주의한다.

MENU
....

아침: 프로틴스무디

점심: 프로틴스무디

저녁: 단백질 2-300그램+채소

5. 청혈주스 다이어트

다양한 경험을 할 수 있다는 것은 내겐 참으로 행운이다. 그만큼 보는 시야가 넓어지고, 얻을 수 있는 정보가 많아지며, 여러 가지를 공부할 수 있다. 청혈주스는 방송 녹화를 하면서 배운 깜짝 놀랄 만한 효과를 자랑하는 건강아이템이다. 열풍이었던 해독주스의 뒤를 이을 것으로 예상되는데, 살이 찌고 건강이 나빠지는 것의 원인은 혈액 속의 독소 때문이라는 이론하에 피를 맑게 정화해주는 목적을 가진 음료다. 방송을 위해 3주간 식이요법을 실천했던 참가자들의 결과가 놀라웠다. 각종 성인병과 순환계 질환, 컨디션 난조 등의 건강상 문제도 사라지고 저절로 다이어트 효과가 와서 3-8킬로그램까지 감량했으며, 심지어 발기부전이 사라진 환자도 있었다. 청혈주스를 아침 공복에 마시는 것으로 식단을 구성하면 회춘과 해독, 다이어트의 세 가지 효과를 얻을 수 있다.

아래의 식단으로 3주 정도 디톡스를 실천해본다. 3주 기간이 끝나면 일상으로 돌아가 자연스럽고 건강하게 먹되 아침 식사 대용 공복에 마시는 청혈주스는 라이프스타일 레시피로 삼아도 좋다.

MENU
아침: 청혈주스

점심: 율무 샐러드+발사믹식초와 올리브유 드레싱,

고구마 100그램 또는 고구마 200그램

저녁: 채소구이 or 들기름에 무친 나물 한 접시

+들기름에 살짝 지진 두부 반 모

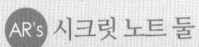

필살 다이어트 추가 레시피 베스트 5

1. 양파참치볶음

참치 캔은 쉽게 구입할 수 있는 단백질이다. 쉽게 조리해서 한 끼 식사로 먹으면 좋은 양파참치볶음은 다이어트 식단에 적응이 힘든 경우에도 거부감 없이 먹을 수 있다. 게다가 양파는 비만을 예방하는 효과가 있는 것으로 유명한 식재료다.

기름을 가볍게 뺀 중간사이즈 참치 캔 1개, 양파 2개, 토마토케첩, 후춧가루를 준비한다. 프라이팬에 양파가 들러붙지 않도록 1차 기름을 제거한 참치 캔의 기름을 마저 짜내어 골고루 발라준다. 양파는 잘게 썰어서 볶아주고, 어느 정도 익었을 때 참치를 넣는다. 토마토케첩은 밥숟가락으로 하나 분량만 넣는다. 케첩을 많이 넣으면 염분과 당분 때문에 다이어트에 도움이 되지 않으므로 주의할 것. 후춧가루와 파슬리가루를 살짝 뿌려서 먹는다.

2. 율무샐러드

다소 생소할 수 있지만, 율무는 많은 효능이 있는 잡곡으로서 습을 제거해주며, 몸이 가벼워지고 기혈을 맑게 도와준다. 또 탁하고 몸에 노폐물이 많을 때도 좋다. 옥수수처럼 톡톡 터지는 달달하고 고소한 맛이 난다. 남성의 정력에 좋지 않다는 소문이 있으나, 그것은 옳지 못한 상식이며, 오히려 허벅지 근육이 손실되는 것을 막아주는 역할을 한다. 율무로 샐러드를 만들어 먹으면 가볍고 맛있는 한 끼를 건강하게 해결할 수 있다. 율무를 하루 정도 푹 불려서 전기밥솥이나 압력밥솥에 고슬고슬하게 쪄낸다. 통에 담아두고 각종 샐러드 채소 위에 100그램 정도 뿌려서 함께 먹는다. 드레싱은 발사믹식초와 올리브유로 만든 드레싱으로 가볍게 하거나, 없다면 오리엔탈 드레싱을 곁들인다.

3. 청혈주스

피 속의 독소와 노폐물 제거, 다이어트 효과, 피부개선 등 다양한 효과를 얻을 수 있다. 전날 재료를 미리 준비해 두었다가 갈아먹으면 편하다. 생강과 양파 각각 10그램, 당근 2개, 사과 1개, 귤 1/2개 (100그램 정도)를 준비해 모든 재료를 주스기 혹은 믹서기에 넣고 갈아 마시거나 즙을 내어 마신다. (갈게 되면 걸쭉하게 두 컵이 나오고, 즙을 낸다면 건더기가 없으므로 갈아 만든 것보다는 양이 적다)

4. 돼지고기볶음밥

돼지고기 한돈 홍보대사이기도 한 나는 이 돼지고기 볶음밥으로 다이어트에 적응이 힘든 참가자들을 10킬로그램이 넘는 감량의 길로 인도했다. 균형을 맞춰 단백질, 탄수화물, 채소를 골고루 섭취할 수 있는 건강한 메뉴로, 다이어트식의 개념이라기보다 건강을 챙기면서 자연스럽게 입맛을 바꿀 수 있도록 도와준다. 아이들도 부담 없이 먹을 수 있어 자녀의 소아비만으로 고민하는 어머니들에게도 추천할 수 있고, 한 번에 많이 만들어서 얼려두고 냉동식품처럼 꺼내어 먹을 수 있으니, 워킹맘들과 바쁜 다이어터들에게도 그만이다.

돼지고기 안심이나 등심 100그램, 현미밥 100그램, 원하는 채소, 다진 마늘, 굴소스, 올리브유를 준비한다. 팬에 올리브유를 살짝 두르고, 다진 마늘과 고기를 넣고 볶는다. 고기가 익으면 현미밥과 채소를 넣고 잘 섞어가면서 익힌다. 굴소스를 밥숟가락으로 하나 정도 넣고 잘 볶아주면 완성된다.

5. 아름's 다이어트 피클

매우 유용한 초간단 다이어트 피클이다. 다이어트 시 김치를 끊지 못해 괴로운 이들이 활용하면 좋을 레시피다. 각종 채소와 스플랜더 혹은 화인스위트 등의 저(제로)칼로리 감미료, 식초, 유리용기, 냄비와 볼, 허브나 청량고추를 준비한다. 유리용기에 양배추, 오이,

당근, 양파, 마늘 등 단단한 식감의 채소를 썰어 넣고, 머그잔 한 잔의 물의 양에 감미료 한 개를 넣어준다. 향을 더하기 위한 허브(취향대로)나 매콤한 향을 위한 청량고추를 넣어도 좋다. 식초를 냄비에 끓여주는데, 물과 식초의 비율은 머그잔을 기준으로 1:1로 한다. 지나치게 식초가 많이 들어가면 먹기 괴로울 정도로 신 맛이 나니 주의하자. 만들다 보면 스스로에게 맞는 농도를 찾을 수 있을 것이다. 끓은 촛물에 야채가 잠길 정도로 붓고, 뚜껑을 바로 닫아 밀폐시킨다. 식힌 후에 냉장고 깊숙한 곳에 보관했다가, 5-7일 후 꺼내 먹으면 된다. 평소에 샐러드를 좋아하지 않거나 다이어트 중 생야채만 먹기 고역이었던 이들에게 도움이 될 수 있으며, 식초의 상큼함이 염분섭취에 대한 욕구를 잠재워줄 것이다.

평생 이것만 알아도 되는 운동법 베스트 5

운동법이란 거창한 것이 아니다. 내 몸을 가장 효율적이고 올바르게 움직일 수 있게 만드는 것이 진정한 운동이며, 습관화된다면 나도 모르게 다이어트와 건강은 따라오게 되어 있다. 어떤 운동을 하든지 기본으로 가지고 가야 할 5가지 동작을 소개한다. 5가지 동작을 집중적으로 실시하고 다양한 운동법으로 활용한다면, 스스로 자신을 위한 전문 트레이너가 될 수 있다!

1. 기본 운동 동작

<u>01</u> 스쿼트 ● 모든 운동의 기본이라고 할 수 있는 동작이다. 워낙 칼로리 소모량이 높아 반복횟수가 많아지면 유산소운동의 효과도 있다. 우리 몸에서 가장 큰 근육인 둔근(엉덩이 근육)을 자극하면서 허벅지의 탄력을 더할 수 있는 약방의 감초 같은 운동이지만, 제대로 하지 못해서 정작 힙업의 효과보다는 허벅지 앞쪽만 아프다고

호소하는 이들이 많은 동작이기도 하다. 스쿼트만 제대로 해도 탄력 있는 몸매를 만드는 것이 가능할 정도로 운동효과가 크고 효율적이므로 스쿼트 앞에 특정한 타이틀을 갖다 붙이기만 해도 신종운동으로 포장되는 경우도 부지기수다. 하체 위주의 동작이지만 우리 몸이 체인처럼 연결되어 있으므로 스쿼트를 하는 동안 많은 에너지가 소모된다. 그러니 전신운동이라는 타이틀이 붙을 수 있고, 큰 근육인 엉덩이를 자극할 수 있으니 힙업 운동이라고 부를 수도 있으며, 허벅지에 탄력을 주는 것도 가능하니 아름다운 다리 만드는 운동이라고 할 만하다. 아침, 저녁으로 20회 정도를 1세트로 해서 5세트가량 해주는 것을 목표로 잡아보면 어떨까.

→ HOW TO

양발을 일직선상에 바르게 놓는 것부터 시작한다. 너비는 골반과 어깨 정도로 유지하고, 골반이 벌어진 각도대로 살짝 팔(八)자 모양을 유지한다. 발바닥을 지면에 잘 붙이고, 발바닥 전체에 체중이 고르게 실려 있음을 느껴야 한다. 무릎은 펴지 말고 살짝 구부린 상태로, 호흡을 들이마시고 내쉬면서 배꼽을 등 쪽으로 끌어당겨 복부를 조인 상태에서 고관절을 접어주며 뒤로 앉는다. 이때 손바닥을 골반에 대고 앉으면서 손이 빠지지 않게 한다고 생각하면, 완벽하게 고관절이 분리된 상태의 올바른 스쿼트를 할 수 있다. 다시 호흡을 들이마시고 내쉬면서 발바닥으로 지면을 밀어내는 듯한 느낌으로 제자리로 돌아와 엉덩이를 강하게 한 번 더 수축시킨다. 많이 알려져 있는 상식인 '무릎이 발보다 앞으로 나오면 안 된다'는 것은 절대적으로 적용되지는 않는다. 다리 길이에 따라 발보다 살짝 무릎이 앞으로 나갈 수 있으므로 스쿼트 시 가장 집중해야 하는 것은 체중을 완전히 발바닥에 싣고 고관절을 분리하여 내려갔다가 엉덩이에 초집중하는 것임을 기억하자.

02 플랭크 • 크런치(상체 말아올리기)나 레그레이즈(다리를 들었다 내리는 아랫배 운동)로는 복부에 자극을 주기가 쉽지 않다. 골반, 척추, 복근까지 포함되는 코어 전반을 단련하기 좋고, 가장 쉽게 자극을 느낄 수 있는 동작이 바로 플랭크다.

→ HOW TO
양팔을 지면에 대고 버티기 동작에서, 이때 양팔의 위치는 어깨와 가슴을 벗어나지 않아야 상체에 군힘이 들어가지 않는다. 팔꿈치로 마치 지면을 끌어내린다는 생각으로 동작을 취하면 팔 뒤쪽과 등까지 힘이 들어간다. 그 상태에서 배꼽을 등 쪽으로 당기고, 몸 전체가 일직선이 되도록 하여 최대한 버틴다. 엉덩이의 위치가 지나치게 높거나 낮아지지 않도록 신경 쓴다.

03 런지 • 하체운동이지만, 허벅지와 엉덩이를 자극하여 칼로리를 태워 전신운동의 효과를 볼 수 있는 운동이다.

→ HOW TO
선 상태에서 앞으로 한 발 크게 내딛되, 골반이 비뚤어지지 않도록 주의한다. 앞 발바닥은 지면에 밀착, 뒷 발바닥은 살짝 들린 상태로 상체는 지면과 수직이 되도록 한다. 호흡을 들이마시고 내쉬면서 무릎을 굽혔다가 다시 호흡을 들이마시고 내쉬면서 제자리로 돌아온다. 이때 발바닥으로 지면을 밀어내면서 엉덩이가 단단해지도록 힘을 줄 수 있어야 제대로 운동이 된다. 상체가 동작을 하는 동안 앞뒤로 기울어지지 않도록 주의한다.

04 점핑잭 ● 일명 팔벌려뛰기, 실내에서 할 수 있는 가장 쉽고 효율적인 유산소운동이자 전신운동이다.

→ HOW TO

손바닥이 정면을 보도록 하여 어깨가 앞으로 굽어지는 것을 방지한다. 호흡은 짧게 후후 내쉬면서 실시하고, 무릎을 지나치게 펴면서 동작하지 않는다.

05 푸시업 ● 가슴, 어깨 및 상체 전반의 운동과 함께 전신운동의 효과가 있다.

→ HOW TO

양손은 어깨, 가슴너비로 유지하고, 손바닥 안쪽의 튀어나온 부분으로 버틴다고 생각한다. 턱은 살짝 당기고 배꼽을 등 쪽으로 끌어당겨 복부를 긴장시킨 상태에서 하되, 근력이 부족하다면 무릎을 땅에 대고 실시한다.

2. 5가지 운동 조합하기

위의 5가지 동작만 효과적으로 조합하여 운동해도 비싼 트레이닝
이 부럽지 않을 수 있다. 운동이란 적절한 타이밍에 변화를 주어야
하는데, 반복횟수, 운동순서를 자유롭게 구성하면 혼자서도 제대로
운동할 수 있다. 2-3주 간격으로 프로그램을 바꿔주고, 쉬는 시간
은 최대한 줄여 호흡을 가다듬는 정도로만 갖는다.

<u>01</u> 요일별 조합의 예1

월, 수, 금 • 점핑잭 50회+스쿼트 20회+푸시업 20회+점핑잭 50
회+런지 20회+플랭크 1분+점핑잭 50회를 1세트로 총 5세트 실시
화, 목, 토 • 점핑잭 50회+플랭크 1분+점핑잭 50회+푸시업 20회
+점핑잭 50회+스쿼트 20회+점핑잭 50회+런지 20회를 1세트로
총 5세트 실시
일 • 점핑잭 100회+플랭크 1분을 1세트로 총 5세트 실시

<u>02</u> 요일별 조합의 예2

일주일 동안 아래의 순서대로 돌아간다.

• 점핑잭 50회+스쿼트 20회를 1세트로 총 10세트 실시
• 점핑잭 50회+푸시업 20회를 1세트로 총 10세트 실시
• 점핑잭 50회+런지 20회를 1세트로 총 10세트 실시
• 점핑잭 50회+플랭크 1분을 1세트로 총 10세트 실시

● 주말 중 하루 야외에 나가 빠르게 걷기와 뛰기 반복하기 30분으로 유산소운동하기

<u>03</u> 요일별 조합의 예3
두 가지 프로그램을 번갈아 실시한다.

● 플랭크 1분+스쿼트 20회+푸시업 20회+런지 20회+점핑잭 100회를 1세트로 총 5세트 실시
● 스쿼트 20회+점핑잭 50회+런지 20회+점핑잭 50회+점핑잭 50회+푸시업 20회+점핑잭
● 50회+플랭크1분+점핑잭 50회를 1세트로 총 5세트 실시

상황별 다이어트

1. 직장인이라고 다이어트를 못하는 것은 아니다

나를 사랑하고 연인도 사랑해주려면 우리는 돈을 벌어야 한다. 어쩔 수 없는 선택이다. 그래서 다이어트와 직장, 사회생활과의 균형이 중요하다. 그런데 일터에서도 건강한 식단을 챙기면서 내 스케줄대로 운동도 하는 바람직한 다이어트가 과연 우리의 현실에서 가능할까? 어렵고 불편하지만 약간의 꼼수와 노력으로 자신의 상황에 맞게 한계를 최대한 극복하면서 그 안에서 자신을 사랑하고 아끼며 지키는 방법을 찾아보도록 하자. 생각을 조금만 바꾸면 기상 시간과 식사 시간이 일정하다는 점을 장점으로 받아들일 수 있을 것이다.

<u>01</u> 다방커피 줄이기 ● 회사에서 다방커피, 일명 자판기커피를 줄이는 것만으로도 건강과 날씬함을 챙길 수 있다. 단, 처음부터 끊기

어렵다면 일주일 단위로 줄여나가는 것을 목표로 잡는다. 다방커피 대신 녹차나 홍차, 아메리카노 등 당분이 들어가 있지 않은 음료를 마시거나 물을 마시도록 한다.

02 아침식사는 가볍게 ● 아침식사를 집에서 든든히 챙기기엔 출근 시간도 빠듯하다. 그래서 직장인들은 아침을 거르거나 빵으로 때우기 일쑤다. 직장인의 건강과 다이어트를 위해서는 지나치게 무거운 아침도, 대충 때우는 습관도 도움이 되지 않는다. 그렇지 않아도 빠지기 힘든 점심시간이나 회식 같은 저녁 일정에 무거운 아침까지 더해진다면, 하루에 섭취하는 음식의 양은 기준치를 훨씬 넘어서고 만다. 가볍지만 건강한 아침식사를 챙기기 위해 가장 좋은 것은 과일과 채소다. 방울토마토나 토마토, 사과, 오렌지, 바나나 등은 미리 싸 두고 간단하게 들고 나와서 먹어도 좋고, 요즘에는 편의점에서도 쉽게 구입이 가능하다.

03 점심 메뉴의 선택 ● 많은 다이어트 책들이 점심 때 도시락을 싸 가지고 다닐 것을 권하기도 하지만, 그것은 다소 비현실적이다. 다 같이 어울려서 점심 먹으러 가는 것도 직장생활의 일부분이라고 안타까워하는 사람들이 많기 때문이다. 물론 베스트는 의심의 여지없이 도시락을 챙겨 가는 것이지만, 불가능하다면 점심 메뉴를 똑똑하게 선택한다. 밀가루나 튀긴 음식 피하기, 싱겁게 먹기, 밥은 절반만 먹기 등 스스로의 룰을 정하고, 양질의 단백질과 탄수화물, 비타

민과 무기질을 고루 먹을 수 있는 메뉴를 고른다. 또 국물보다는 빡빡한 음식을 선호하고, 국은 건더기 위주로 먹는다.

<u>04</u> 가벼운 산책과 틈틈이 운동 ● 식사 후 또는 쉬는 시간에 가벼운 산책을 해주면, 일의 능률도 높아지고 기분전환에도 큰 도움이 된다. 걸을 장소가 없다면 엘리베이터 대신 계단을 오르내리는 것으로 대체해도 좋다. 책상에서 일할 때는 기지개를 자주 펴주고, 앉아 있을 때는 척추를 일직선으로 유지한 채 목을 길게 늘린 자세를 유지하려고 애쓴다. 턱을 앞으로 빼지 말고 살짝 당겨서 바른 자세를 유지하며, 다리도 꼬지 않는 것이 좋다.

2. 뷔페, 다이어트를 망치지 않을 수도 있다

다이어트 중 뷔페도 어떻게 이용하느냐에 따라 독이 될 수도 있고, 오히려 즐거운 다이어트가 될 수도 있다. 너무나 다양한 선택권이 있기에 괴로운 뷔페, 어떻게 하면 다이어트를 망치지 않을까?

<u>01</u> 다이어트 사수하기 노하우

처음부터 풀밭 금지 ● 한 접시를 샐러드로 가득 먹다가 '에라, 모르겠다.' 모드가 되기 쉽다. 채소로 먼저 배를 채우지 않는다.

접시의 수 제한 ● 마음껏 가져다 먹다 보면, 양을 초과하게 된다. 스스로 딱 2접시만 먹도록 정한다.

탄수화물류 철저히 배제 • 밀가루 음식, 튀김옷이 입혀진 것, 시럽, 설탕, 과도한 소스가 가미된 것들은 피하는 대신 든든한 육류와 해산물류는 채소와 함께 자유롭게 먹는다. 채소만 먹어야 한다는 강박관념에서 벗어나서 고기와 생선, 가금류를 담을 수 있다는 생각으로 기분 좋게 식사 시간을 즐긴다.

디저트와 과일은 무조건 사절 • 두 번째 접시는 처음 먹어보고 맛있었던 음식들을 소량 더 먹는 걸로 만족한다.

02 나와 두 친구의 접시, 당신의 선택은?

AR's 접시 • 먹고 싶은 단백질과 채소류를 처음부터 한두 접시만 맛나게 먹으리라 생각하고, 1차는 탐색, 2차로 맛있었던 것들을 소량 더 먹는 것을 룰로 정한다.

> 첫 번째 접시 》 오리훈제, 갈비, 훈제연어, 스테이크, 브로콜리 버섯볶음, 구운 가지, 치즈 두 조각
> 두 번째 접시 》 오리훈제, 치즈 한 조각 더, 견과류 소량

친구A's 접시 • 처음엔 채소 위주로만 먹고, 다른 음식은 덜 먹어야지 생각하다 결국 조절하지 못하게 된 경우다.

> 첫 번째 접시 》 샐러드 한 접시 가득. 드레싱은 발사믹식초로만 뿌려와 먹으면서, 속으로는 다른 것들이 먹고 싶다는 욕망이 꿈틀거리고 있다.

두 번째 접시 〉〉 스파게티 조금, 피자 한 쪽을 가져와서 입을 대
는 순간 컨트롤 능력 상실.

세 번째 접시 〉〉 그냥 오늘은 양껏 먹고, 내일부터 다이어트
한다고 생각하고 봉인해제.

친구B's 접시 ● 최대한 조금만 먹으려고 노력하지만, 결국 살찌는
것은 다 섞어먹고 있다.

첫 번째 접시 〉〉 탕수육, 볶음밥, 튀김만두, 갈비

두 번째 접시 〉〉 오징어튀김, 스파게티, 옥수수, 감자튀김,
돈가스, 브로콜리 버섯볶음

세 번째 접시 〉〉 밀전병, 와플, 모듬 과일, 아이스크림

네 번째 접시 〉〉 밀크커피, 쿠키 3조각

3. 다이어트 도시락 준비하기

언제 어디서나 다이어트와 건강을 사수할 수 있는 도시락 싸기! 약
간의 수고스러움만 감수한다면, 저렴한 가격으로 여러 끼니를 해결
할 수 있다. 실제로 나는 다이어트와 운동을 지도할 때, 식단에 대
한 이해와 적응이 되기 전까지는 직접 도시락을 만들어준다. 스스
로 서서히 적응하기 시작한 사람들이 보여주는 결과는 놀랍다.

파프리카 두 쪽, 브로콜리 조금 등 다양하고 예쁜 컬러풀한 채소가
매 끼니 다른 구성으로 들어가는 도시락은 이상적이긴 하나 현실적

이진 않다고 생각한다. 아무리 다이어트나 건강을 위해서라지만 일반 서민 기준 식비의 압박을 무시하기 힘들다. 내가 버라이어티한 다이어트 식단을 고집할 수 없는 이유이기도 하다. 예를 들어 양파 10킬로그램에 16,000원, 닭가슴살 10킬로그램에 50,000원, 고구마 10킬로그램에 20,000원의 가격으로 구매했을 때, 10킬로그램 면 10,000그램이다. 100그램을 1회분 기준으로 했을 때 총 100회 분으로, 90회분으로만 계산해도 양파를 곁들였을 때 고구마와 함께 한 달 이상 먹을 수 있는 양이다. 기타 달걀, 두부, 다른 종류의 채소들만 추가로 구매한다고 해도 한 달 식비 10만 원에 초저렴 다이어트와 건강식단을 챙길 수 있는 셈이다.

<u>01</u> 온라인으로 저렴하게 대량 구매하기 ●저장이 가능하며 늘 먹어야 하는 것들을 소량으로 그때그때 사면 돈이 더 많이 든다. 온라인을 통해 대량으로 구매하거나 도매 시장을 이용하면 저렴하게 이용할 수 있다. 나의 인터넷 즐겨찾기 목록에는 생닭가슴살 10킬로그램, 고구마 10킬로그램 등 대량의 식품을 한꺼번에 구입할 수 있는 사이트들이 등록되어 있다. 콜라비와 양파도 저장기간이 여느 채소들에 비해 길기 때문에 박스로 주문하고, 견과류의 경우도 확실히 저렴하다.

<u>02</u> 한 번에 왕창 굽고 익히기 ● 사실 다이어트 도시락을 싸고 식단을 챙길 때 가장 귀찮은 것 중 하나가 때마다 준비해야 한다는 것이

다. 고구마, 닭가슴살, 밥 등 일주일 중 하루를 잡아 일주일치, 더 나아가서는 그 이상 되는 양을 한 번에 많이 준비해두고, 필요할 때마다 덜어먹는다. 남는 것은 냉동 보관한다.

03 냉동이 가능한 도시락 준비하기 ● 아예 도시락을 미리 많이 싸놓는 것도 방법이다. 단, 샐러드류 등 보관기간이 짧은 것보다는 냉동실에 들어갈 수 있는 종류들이어야 한다. 채소의 경우 익히거나 볶으면 충분히 해동 후에도 먹을 수 있고, 두부나 달걀을 제외한 고기와 해산물 종류도 냉동이 가능하다. 전날 미리 밖에 꺼내놓고 자면 다음 날 자연해동이 되어 있으니 간편하다.

04 작은 플라스틱 통 장만하기 ● 나는 작은 플라스틱 통을 여러 개 장만해, 도시락을 미리 만들어둔다. 흔히 반찬통으로 쓰이는 사이즈에 단백질, 채소, 탄수화물 종류를 따로 담아놓으면, 가지고 나갈 때나 꺼내 먹을 때도 편하다. 예를 들어 아침식사로 먹을 닭가슴살이나 소고기, 돼지고기, 연어 중 하나, 익힌 채소 한 통, 탄수화물로 밥이나 고구마 중 하나를 택해서 먹고, 저녁에는 탄수화물을 뺀 단백질 한 통과 채소 한 통만 먹는 식이다.

05 고구마 10킬로그램, 한 번에 익히기 ● 밥이야 한 번에 많이 하기 쉽지만, 즐겨먹는 고구마의 경우는 어떻게 10킬로그램의 많은 양을 한 번에 찔 수 있을까? 우선 큰 들통(보통 엄마가 곰탕을 끓이

는 사이즈)을 준비한다. 고구마를 들어가는 만큼 최대한 손질해넣고, 물을 1/5 정도 붓는다. 한 가지 주의해야 할 점은 물이 졸아드는 것을 모르고 있으면 바닥이 탈 수 있으니, 처음부터 고구마 양에 대비해서 물을 조절해야 한다는 것이다. 몇 번 하다 보면 선수처럼 노하우가 생긴다. 다 익은 고구마는 식힌 다음 비닐이나 지퍼팩에 나누어 담아서 얼린다.

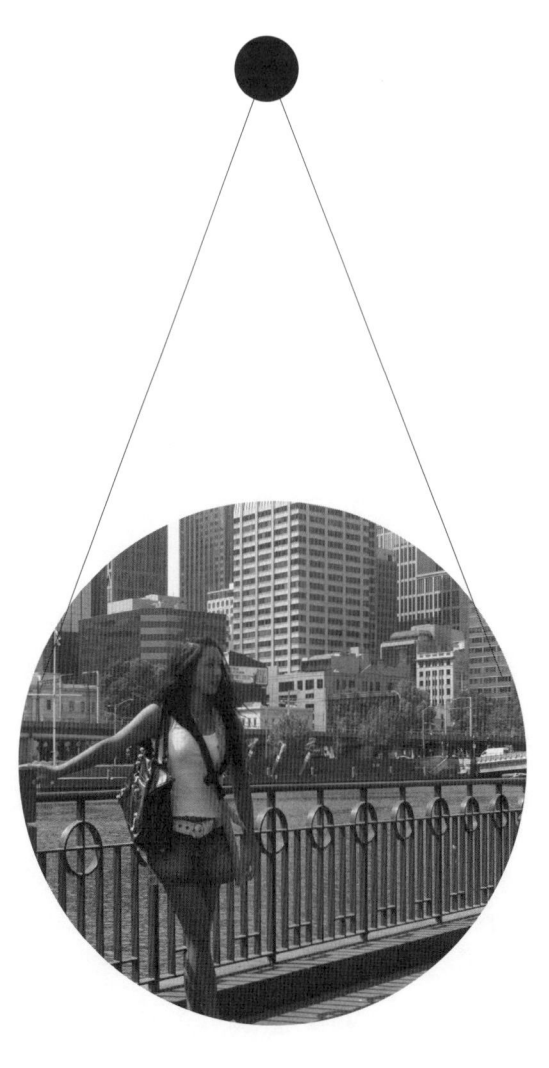

정아름다운 **글램** 다이어트

초판 1쇄 인쇄 2014년 5월 15일
초판 1쇄 발행 2014년 5월 20일

지은이 | 정아름
펴낸이 | 정상우
주간 | 정상준
편집 | 나혜영 이민정 정희정 심슬기
마케팅 | 김영란
사진 | 정아름
관리 | 김정숙

펴낸곳 | 오픈하우스
출판등록 | 2007년 11월 29일 (제13-237호)
주소 | 서울시 마포구 동교로13길 34 (121-896)
전화 | 02-333-3705 팩스 | 02-333-3745
www.openhousebooks.com
facebook.com/openhousebooks

ISBN 978-89-93824-92-6 13690